歯科医院経営
実践マニュアル

患者さんに好かれる
スタッフ習慣術55

㈱オフィスウエーブ
代表取締役　澤泉　仲美子　著

クインテッセンス出版株式会社　2009

Tokyo, Berlin,Chicago, London, Paris, Barcelona, Istanbul, Milano, São Paulo, Moscow, Prague, Warsaw, New Delhi, Beijing and Bukarest

●はじめに

長年お世話になっている、大好きな歯科業界がますます元気になってくれること、その歯科業界で働く女性がキラキラ輝くことを願って、この本を書きました。

私は、この歯科業界で本当にたくさんの素晴らしい出逢いに恵まれ、多くのことを学ばせていただきました。心から感謝しています。この気持ちを表現したくて、形にしたくて、この本を通して恩返しができたら……そんな気持ちでペンを執りました。

すべての始まりは歯科助手でした。今の私は、皆さんから「とっても輝いているね！」「どうしたらそんなふうにキラキラ生きられるの？」などと、お声を掛けていただけます。けれども、歯科助手をはじめた頃の私は、キラキラ輝くどころか、暗く長いトンネルの中を、もがいている時代を経験してきました。

光が当たらない……

何をやってもうまくいかない……

劣等感・挫折感を味わう中で、人の悲しみや弱さを知り、それを自分自身の成長の糧にしてきました。

「すべての人は愛されて、この世に生まれてきた」

ふと目にしたこの言葉に、私の魂が呼び起こされ、弱い自分を受け入れ、〝愛〟をもって人に接する喜びを感じられるようになりました。

「きっとできる」「自分の人生を絶対にあきらめない……」「すべては自分の心の中にある」そんな生活信条をもって、少しずつ前に進めるようになったのです。

それが原動力となって、私の生き方・考え方は大きく変化をし、その変化とともに素晴らしい人・物・環境との出逢いがあり、巡り合うようになりました。

現在では、歯科業界において日本一の女性力を誇る会社の代表者として、保険請求のサポート、キラキラスタッフセミナー・歯科医院経営セミナー、ＷＥＢ事業を中心に活動をしています。

私の歩んできた、奇跡と軌跡、人生を大きく変えた思考法や、エネルギーに満ち溢れた元気なメッセージをたくさん、この本に詰め込みました。本書を読んでくださった方の仕事や人生が、キラキラ輝きだしてくださることを願っています。

明日が待ち遠しい……

生きるって素晴らしい……

仕事を通して私たちは磨かれている……

そんなことを本書で伝えられたら、本当に嬉しいです。

結婚、離婚、出産、シングルマザー、再婚、育児、育児と仕事の両立……そのような女性としてのポジションを経験してまいりました。

女性の方からご覧になったら、私の女性としてのポジションと経験には、多くの共感ゾーンがあるのではないでしょうか？

働く女性に、私との共感ゾーンを見つけていただけたら、親近感を感じていただけることでしょう。同じような立場の女性からのメッセージなら、素直な気持ちで耳を傾けてくださるのではないか……。

それが歯科業界の発展につながるのなら、本当に幸せです。

一人でも多くの働く女性に読んでいただきたいと思います。

そのためにも、まずは院長先生にお読みいただきたいと思います。

その後、スタッフの方にお勧めいただきたいのです。

想いを共有していただけたら、きっと共通言語が生まれてきます。そして、この本が院長先生とスタッフの方、さらに患者様を結びつける働きを担ってくれることでしょう。

〝ほんの少し、今までとは見方を変えてみる〟

〝ほんの少し、言葉を意識してみる〟

それだけであなたの人生や仕事観が変わります。

心の底で受け入れ、信じることができたものは現実になっていきます。

だから、人は思ったとおりの人生を歩んでいけます。

今はまだ信じられないかもしれませんね！

大丈夫！　本書を通してそれをお伝えします。

最後に《総まとめ》として、キラキラ輝くための55の習慣術をまとめてあります。コピーをして、たえず眺め、脳にしみ込ませてください。きっとあなたの人生を輝かせる魔法の言葉となるでしょう。

冒頭に書いたとおり、この本は長年お世話になった歯科業界への感謝の気持ちを表現したものです。

読んでいただいた方へ、ささやかながら、プレゼントをさせていただいています。

弊社ホームページ（オフィスウエーブ　検索）から「読者プレゼント」をクリックしてください。キラキラセミナーのＤＶＤと大人気の小冊子をプレゼントさせていただきます（最終ページの奥付に申込方法を記載しています）。

それでは、キラキラメッセージの扉を、どうぞ楽しみにお開きください。

平成20年11月10日

㈱オフィスウエーブ代表取締役
キラキラモチベーター
澤泉 仲美子

●もくじ

第3章 キラキラ輝くためのスタッフセミナー／45

第5章　さらなる輝きを求めて……／137

第*1*章

歯科助手から見えたもの

1 始まりは歯科助手でした

この本を歯科業界で働くすべての女性へ捧げたいと考え執筆しました。

なぜ、今を一生懸命、生きるのか？

なぜ、仕事を一生懸命、頑張るのか？

その答えが、この本の中で見つかると思います。


私の原点は〝歯科助手〟です。

すべてが、歯科助手という経験から始まったと思っています。

私は歯科助手の経験を通して、歯科業界で本当に多くのことを教えていただきました。

人生観を変えるような、素晴らしい出逢いにもたくさん恵まれました。

胸が高鳴るような、多くの経験と感動を与えていただいた歯科業界をとても大切にし、心から感謝しています。その感謝の気持ちを、この本を通して恩返しさせていただきたいと思っています。そのため、現在、歯科業界で頑張っているすべての方へ、元気が出るメッセージを、心を込めて贈ります。

2 みんな愛されるために生まれてきました

私は歯科助手を経験後、結婚・離婚・出産を経験しながら、現在の会社を立ち上げました。現在は、育児と仕事の両方を心から楽しみながら、輝く毎日を送っています。

しかし、私の半生を振り返ると、楽しいことだけではありませんでした。むしろ崖っぷちの苦しい経験、どん底のマイナス体験の連続だったといえます。そのどん底の苦しい体験の中で、多くのことを学んできました。

どんなに頑張っても、失敗ばかりの歯科助手時代、泣いてばかりの弱い弱い自分……。出産・育児においても、マイナス体験の連続で、暗く長いトンネルの中をしばらくさ迷っていた私でした。

そんなある時、ふとこんなことを思いました。

「今、私がつまづいているこの壁の先には何があるんだろう……。もしかしたら、**これは壁ではなくて、次のステップへの階段なのではないか？**」

「物事って、見る角度によって、見え方が違うっていうけれど、確かに正面から見たら壁だけど、上から見たら、この壁は私の人生の階段なんだ。しかも、大事な一段目だったんだ……」

そんなふうに考えると、ピンチがチャンスに思えるようになってきたのです。

また、ものの見方に〝バードアイ〟を使うことを覚えました。

バードアイとは〝鳥の視線〟ということです。鳥は空高いところから、全体を見渡しています。一部に焦点を合わせず、全体を見渡す視線をもつことで、見えなかった部分が見えるのです。

真正面から、押しても押してもダメなときには、ジャンプしてみたり、後ろに回ってみたり、少し休んで考えてみたり、今とちょっと違う行動や動きをしてみることも、とても大事です。

そんなことをしていると、自然と思考が明るく前向きになり、次第にこんなふうに思える自分が生まれました。

「私は、愛されるために生まれてきたのだ……」

愛される女性になりたいと思うと、人生にも仕事にもとても前向きになれたのです。

〝愛される女性になる〟

この気持ちこそが、私がこれまで生きてきた活力であり、マイナス環境（状況）から私を救い出し、その後の信条となりました。

それからの私は、学ぶことに敏感になり、観るもの、触れるもの、すべてに感動できる感度が養われていきました。

あなたは愛される女性になりたいですか？

答えはやっぱり〝イエス！〟ですよね！

愛される女性は、輝いています。

その輝きこそが、女性の魅力そのものだと思うのです。

愛される女性の人生は、輝きに満ちた素敵なものになります。

愛される女性の仕事は、充実して楽しくなります。

「わかる！　私も愛されキャラになりたい……」

そんなふうに思えたら、どうぞこれから少しの間、私の話に耳を傾けてください。飽きずに読み続けてください。

同じ業界で働く身近な存在として、私のメッセージを受け止めてくださったら、きっと何かを感じ取れるはずです。

3 “バードアイ”でマイナス思考は切り替えられる！

今、あなたは、仕事に対してどのようなスタンスで向き合っていますか？

●仕事が楽しくて、大好き！
●とってもやりがいを感じる！
●充実して仕事が生きがい！

こういえるあなたは素晴らしいですね。

けれども、仕事をしていると、こんな時ばかりではありません。

●自信を失いかけている……
●仕事が忙しくてイライラする……
●自分ができない理由ばかりを探している……

そんな時もあります。

むしろ、そんな弱い状況のほうが多いのかもしれません。

実際、歯科助手として社会人のスタートをきった私の歯科助手時代はそうでした。

歯科助手時代は、レセプトの仕事を任され、毎月６００枚以上のレセプトをすべて手書きしていました（当時、レセコンなんてなかったのですよ！）。しかし、資格のない私は、他のどんなスタッフよりも評価が低く、不甲斐ない思いの繰り返しばかり。

医院には〝トイレ掃除は歯科助手の仕事〟という理不尽なルールがありました。

「なみちゃ～ん！　トイレが詰まったよ～」

トイレが詰まるたびに、当たり前のように私の名前が呼ばれていました。正確にはトイレが詰まらないと、私の名前を呼んでもらえることがなかったのです（涙）。

朝の掃除も夜の後片付けも、歯科助手の仕事でした。雑用係というのが、当時の私の歯科助手のイメージでした。

私は仕事が面白くない、モチベーションが上がらない、仕事が嫌い……そんなマイナス思考で、当然、失敗ばかりを繰り返す悪循環の日々でした。

毎日、先輩や先生に叱られてばかり……。まさに暗くて長いトンネルに入っていたのです。

私は、今のあなたと同じような（もしくはそれ以下の）境遇から、歯科助手としてのスタートをしています。

バードアイや、昨日と違うやり方・考え方を試しているうちに、

〝物事は、見る角度で意味合いが変わる〟

〝事実はひとつでも、見解は二つ以上ある〟

という、人生を大きく変える思考にたどり着いたのです。

空を飛ぶ鳥の視点（バードアイ）から物事を見ると、全体をとらえることができるのです。

目の前だけにとらわれず、もっとずっとうしろに引いたところで見る習慣をもってみませんか？

引いたところで見てみると、景色が違うんです。見え方が違うんです。

マイナスだと思っている出来事も、実はプラスにつながっています。見方・考え方を少しだけ変えてみると、今までマイナスだと決めつけていた出来事が、プラスにつながっていることに気づきます。

これが〝発想の転換〟です。私は、トレーニングをして発想の転換を習慣化していきました。

たとえば……
「歯科助手には国家資格がない」
〔マイナス発想〕→私には評価がもらえない、職種を変えたい
〔プラス発想〕→専門業務に縛られず、クリニック全体を広い視野で見て仕事がで

きる、仕事の枠が広がる、能力が活かしやすい

「失敗の繰り返し……」

〔マイナス発想〕→私には才能がない、自信がない、もう辞めてしまいたい

〔プラス発想〕→失敗のない成功はありえない、この失敗は必ず成功につながっている、もうすぐ成功に出会える

「600枚のレセプト処理……」

〔マイナス発想〕→疲れる、やってもやっても終わらない、マンネリ

〔プラス発想〕→レセプトのプロになろう！仕事してお金をもらいながら、レセプトの技術が身につくのだからすごくラッキー！

こんな発想の転換を何度も何度も繰り返して、習慣化し、仕事に取り組むようになったのです。

4 愛されてキラキラ輝く構図

次に、私が行ったことは、人生の最大のテーマである〝愛されて輝く女性〟になるための努力でした。

そこで、愛される女性を具体的にイメージしてみました。

元気、笑顔、前向き、思いやり、豊富な知識……

人から愛されていたいと願う私は、明るく元気でハツラツとしている自分をたくさんイメージし、現実にそれを取り入れていきました。

生活のほとんどを占めている、仕事へ取り組む姿勢も、当然改めていきました。

仕事を好きになってこそ、明るく元気な笑顔で、仕事に取り組めるのです。

仕事に対して、そのような姿勢で取り組むと、生活までもが、明るく、ワクワクキラキラしたものに変化してきました。

自然と、友達や家族などの人間関係も良好になってきたのです。より良い人間関係は、ますますプラスのエネルギーを放出して、素晴らしい出逢いを引き寄せてくれました。

素晴らしい出逢いが、またさらに私を成長させ、私の人生の循環を良循環に導いていっ

〔図表１〕　愛される女性になると……

→→愛されキャラを身につける→→愛されキャラで仕事をする→→仕事が楽しい→→生活が充実する→→素敵な出逢いに恵まれる→→自己成長がはかれる→→さらに素敵な出逢いがくる→→豊かな感情・幸福感→→**分かち合い**→→人生がキラキラ輝く！

たのです。

〝愛される女性〟になるためには、上の構図が成り立つと思います。

誰でも、人から愛されたい、素敵な人生を送りたいと願っているはずです。それを現実にする一番の近道は、今与えられた環境で頑張れる人になることです。

与えられた環境とは、今目の前にある仕事そのものです。仕事に前向きに向き合い、マイナスの感情をプラスに変えていける力を持てたら、いかがですか？

明日がくるのが待ち遠しくなりませんか？

私は、そんな前向きになることを楽しんでくださる、あなたのお手伝いをさせていただきたいと思っています。私が大好きで、とても大切にしているこの歯科業界で、同じように頑張るあなたを、心から応援させていただきたいのです。

明日からの仕事が、あなたの人生の宝探しのような体験になることを願っています。

《第1章のまとめ》

1　素晴らしい人生のきっかけを与えてくれた歯科業界！

2　事実は一つ、でもとらえ方は二つ（表と裏）以上

3　発想の転換のヒントは〝バードアイ〟

4　バードアイで目の前の壁は、壁じゃなくて人生のステップ（階段）だったことに気づく！

5　私たちは愛されて生まれてきた！

6　愛されることで、仕事が楽しく、素晴らしい出逢いに恵まれ、さらに魅力的な女性に磨かれる！

7　愛されることがキラキラ人生の扉を開けるキーである！

Break time　ブログを開設しよう！①

開設のポイント1：ブログってなに？

すでに開設している人もいらっしゃると思いますが、私は、スキルアップの具体的なステップとして〝ブログ〟を開設することをぜひおすすめします。

ブログとは「ウェブログ」の略で、日記風、簡易型ホームページのことです。

パソコンだけでなく、携帯電話からの投稿や閲覧もでき、とっても便利です。

まずは具体的な一歩が大事。

日常生活にアンテナを張ってみて、あなたの感度を働かせてください。

題材は、何でもいいのです。私はこの日、地下鉄に乗って感じたことを題材に書いています。

【澤泉仲美子の愛されブログより】

2007年12月27日　感度って？？（一部抜粋）

今日、若い女性から「感度ってなんですか？？」
と質問をいただきました。
最近私の話す言葉は死語が多いと、弊社のスタッフにからかわれていたので、もももしや……感度まで死語？？　と一瞬不安になりました（笑）
感度とは感性の度合いですね。物事に気付く気持ちが豊かかどうかですね。

今日、地下鉄に乗るときに、若い女性が、大きな荷物を背負ってベビーカーに赤ちゃんをのせ、階段を試行錯誤で上っていました。

そこを、たくさんの男性が素通りしていきます。

何も見えないのかな……

なんでお手伝いしてあげないんだろう……

そんなに急いでいるのかな……

どうみても、女性が困ってらっしゃるのに……

こんな女性に声を掛けて、手助けできる男性は感度の高い男性です。

思いやりの前に、周囲に気付くことが大事だと思います。


たとえば、平気で枯れた花を飾っている女性は感度が高いとは言えませんね。感度の高い女性は、たとえ一輪の花にも気を配って手入れのできる人です。枯れた花を見たら、枯れた部分を取り除き、また違う雰囲気に飾りなおし常にいい空気を吹き込むようにしたいです。その内面磨きがあなたの感度を育てていくのだと思います。

男性の方にも、ぜひ、お願いします。子ども、女性、お年寄りには細心の注意や配慮をして差し上げるとより素敵で魅力的な男性になると思います。少なくとも私はそんな男性に惹かれてしまいます！

今年もあとわずか……静かに静かに幕が閉じようとしていますね。

新しい年を迎える準備をしています。

たくさんのお世話になった方々に「ありがとう……」の気持ちを込めて……

感謝を込めて……

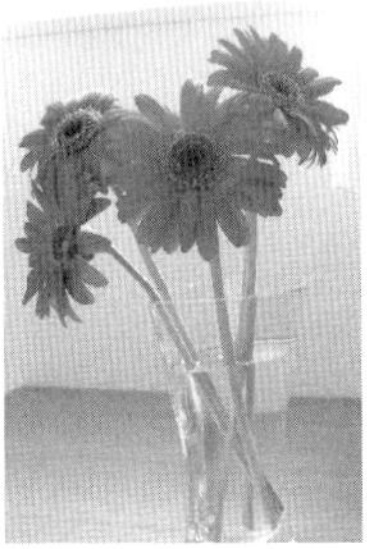

（澤泉仲美子の、人気！愛されブログは、 オフィスウエーブ 検索 で、代表者のブログからご覧になれます）

第2章

患者様に好かれるキャラでキラキラスタッフへの道スタート

1 どんなときも心の輝きを忘れない！

私は歯科助手時代、自分のオリジナリティを、どのように表現したらよいのか、とても悩んでいました。

当時の歯科助手のポジションが不安定だったこともありますが、私の仕事といえば、掃除、洗濯、お茶くみ、釣り銭の用意、在庫整理、その他雑用。

最初の３ヵ月はドクターのアシスタントにつくこともできず、毎日はがゆい気持ちで仕事に向き合っていました。

どうしたら、自分を認めてもらえるだろうか？

アシスタントの仕事をさせてもらえるだろうか？

人から愛される人になりたい……そんな想いが芽生え始めたその頃、地味でも自分のオリジナリティをつくりたいと願うようになりました。

「そうだ、何でもいいから、私が一番の仕事をつくっていこう！　それを一つずつ増やしていけばいいんだ。まずは雑用を極めよう！」――そんなふうに思ったのです。

とかく、自分が成長できない理由を、今の与えられた環境のせいにしてしまうことが多いですよね。

こんなちっぽけな組織じゃ自分が活かせないとか、先輩や先生が厳しすぎるとか、後輩の能力が低いとか、同僚と相性が合わないとか……。

「私、こんなちっぽけなところで歯科衛生士をやるために資格をとったんじゃなかったのに……」

「私、こんな小さな受付じゃ、自分の能力を発揮できない……」

そんなふうに思ったことはありませんか？

大きな舞台で成功する人は、小さな舞台で大成功できる人だけです。

小さな環境でスペシャルになれない人が、どうして大きな舞台で羽ばたけるのでしょうか？

小さな組織のスペシャルになってこそ、次のステップにすすめるのです。

今、与えられた環境で幸せを見つけられない人は、どんな環境でも幸せを見つけることは困難です。

その時の私は、本能的にそれを知っていたのだと思います。

自分ができない理由をたくさん集めるのではなく、今、与えられた環境で精一杯のことをできる人になろう、そんなふうに思いました。

私はこの小さな組織で〝一番〟でありたい。

自分が自分に負けないように、自分自身の輝きを失わないように、心だけはいつでも豊かでありたい、そして人から愛される女性でありたいと強く思ったのです。

まず、私が実行したことは、トイレ掃除と玄関掃除です。トイレと玄関をピカピカにすることを、自分の使命にして取り組みました。トイレは毎回、シンクの中まで神経を注ぎ、水滴を一滴も残さず拭き上げ、ピカピカです。

患者様の多かった医院の玄関は気づくと、患者様の靴が左右に飛び散らかってゴミの山になっていたので、常に玄関の整頓を心がけ、スリッパをいつでも履きやすいように、心を込めて揃え、出し入れを担当しました。

感性の高い患者様は、すぐにトイレや玄関の新しい環境に気づかれ、私に感謝の言葉をくださいました。そんな患者様からの声が、私に元気を与えてくださったのです。

ちっぽけなものでもいいんです。今の自分ができる仕事を探して、それに誠心誠意、心を込めて取り組むと、新しいことが待っています。

2 一杯のお茶にも心を込める

それからの私は、自分のスペシャルをつくることに、やりがいを感じるようになりました。外からの出入りも多かった当時の医院では、外交の方にお茶をお出しするもの私の仕事でした。

「そうだ……。日本一のお茶入れ名人になろう！」

そんなことを思った私。そんな時、ふとあの逸話を思い出していました。歴史上有名な石田三成のお茶出しの話です。

石田三成が豊臣秀吉に召し抱えてもらえた逸話に、あまりにも美味しい（知恵のある）お茶出しをしたからという有名な話があります。

秀吉がある戦の帰りに、喉が渇いて、近くの寺に寄り、お茶を所望しました。その寺で見習いとして働いていた三成と、歴史的な出逢いが生まれたのです。

「おい、坊主、喉が渇いた、お茶をくれ……」と秀吉。

三成は一杯のお茶を出します。お茶の温度は、かなり低めにしました。

それを一気に飲んだ秀吉は「よし、もう一杯」と2杯目を要求。次に三成は、先ほどよりも温度を上げてお茶を出しました。「よし、さらにもう一杯」と秀吉は3杯目を所望。

3杯目のお茶は、通常よりも熱めのお湯で、濃く作り出しました。秀吉はそれをゆっくり味わいながら、三成の知恵に惚れ抜いたといいます。3杯のお茶には、それぞれ相手の環境や気持ちを十分考慮した、三成の心憎い演出があったのです。

1杯目は、暑く喉が渇いているから、低めのお茶で一気に飲めるように、2杯目はお茶の味を楽しめるように、3杯目は存分にお茶の魅力を堪能してくつろげるように……。

秀吉は三成の細かな心配りを〝憎いまでの配慮のできる奴〟と判断し、そのままお寺からさらって行き、自分の一番弟子にしたそうです。秀吉も当然〝違いのわかる人〟だったのですよね。

この話を思い出し、〝美味しいお茶が出せれば偉くなれるのかも……〟——そんな野心を（笑）を抱いたのでした。当然、相手の方に美味しく飲んでいただきたいと思って、心を込めて入れたお茶は、ひと味もふた味も変わってきます。

もちろん、お茶を入れる技術も独学で学びましたが、技術よりも勝るものは心なのだと思っています。

「あなたが入れたお茶はなぜか美味しい……」と院長先生からも評価をいただくようになりました。

3 マナーは思いやりそのもの

誰よりも美味しいお茶を入れ、トイレと玄関をピカピカに磨けるようになった頃には、私は院長秘書として、確立したポジションをいただけるようになっていました。

さらに、気づき日本一の秘書を目指して、仕事に向き合っていったのです。

毎朝、院長先生がクリーニングから下ろしたての、糊の利いたパリパリ白衣に袖を通しづらそうにされているのを見て、翌日からは、私が糊のパリパリした部分に一度手を通すことで、院長先生の手がすっと通るようにして差し上げました。

「あなたは、なぜこのような気づかいができるのですか？」

と院長先生は驚いて、おっしゃってくださいました。

当時の私は「ありがとうございます」とだけお答えして、

〝それは、私の心づかいがわかる院長先生の元で働いているからです〟

と心の中でつぶやいていました。

きっとそういうことだったのだと思います。その時の私は、内向的で思うことをうまく表現する方法も知らず、このような気の利いたことはまったく口に出すことはできませんでした。

でも、仕事への取り組みや誠実な仕事ぶりは、驚くことに、患者様が一番見て、感じてくださっていたのです。

「あの子の名前は？」

「いつからいるの？」

「地味だけど、いつも一生懸命で気持ちがいいよ」

「あの子がきてから、トイレと玄関がいつもピカピカだよ」

などと、患者様が私の評価をしてくださり、歯科助手の私の仕事内容が、雑務から責任のある仕事を任せていただくように変わりました。


どんどん、私の仕事が増えていき、リコールハガキの担当をいただきました。

当時のリコールハガキは、表も裏も印刷したもので、人から人への温かさを感じられず、これで患者様に来院いただけるのかと大変疑問に思いました。来院どころか、目にしていただけるのかな？　と……。

私は、リコールハガキの空いているスペースに、手書きで患者様へのメッセージを添えてみました。すると、リコール反応率に大きな変化が起こったのです。

患者様から「ありがとう！　私のこと覚えていてくれてとっても嬉しい！」と、温かい言葉を直接いただき、事務的だったハガキのやりとりが、心と心のつながりに変わってきました。

マナーとは〝思いやりの心〟だと思います。

もちろん、日本語の使い方を勉強すること、身だしなみや礼儀作法も、女性の品格としてとても大事なことです。

その大前提として、相手に対する思いやりの気持ちがなければ、一生懸命勉強して身につけたスキルが活かされてきません。

気持ちの込もっていない敬語は、敬語ではなくなるからです。

マニュアルどおりの対応には心がなく、患者様の心には響かないからです。

「どんな言動をすれば、患者様が嬉しいお気持ちになるのか？」

誠実に考えて行動すれば、きっと心に届く素敵なサービス（マナー）がつくられることでしょう。

「相手の喜ぶ顔が見たい！」

常にそう思って仕事をすると、自然に素敵なマナーが身につきますよ！

4 大クレーマーの患者様が医院のファンに変わった瞬間

その後、私がチャレンジしたのはクレーム対応です。

人が嫌がる仕事こそ、ナンバーワンの業務だったと思います。

たしかに、毎回クレームをおっしゃるとても難しい患者様もいらっしゃいました。お顔も態度もとっても怖い雰囲気なので、その患者様が来院なさる日は、医院全体が緊迫ムードです。なるべく、触れずに関わらずに無難な対応をしていました。

私は、その患者様と仲良くなりたいと思い（ちょっと怖かったのですが……）、

「佐藤様、こんにちは、今日はすご～く寒いですね！」

とお声を掛けました。佐藤様は無言です……。

「佐藤様、こんにちは、前回のセットしたところはいかがですか？」

「うん」と、佐藤様は返事をしてくださるようになりました。

「佐藤様、こんにちは、いつもお時間どおりにいらしてくださってありがとうございます。とても助かっています」

とプラスの働きかけをたくさん心がけました。

お返事は「うん」だけでしたが、無視状態から、少しずつ心が通ってきている実感がありました。

佐藤様は、カフェバーを経営する方だと知り、

「佐藤様のカフェバーは本当に素敵ですね。内装はご自身で考えられたのですか？」

「美味しいコーヒーの入れ方のコツなんてあるのですか？　私、日本一のお茶出し名人になろうと思っているんです」

佐藤様の答えが「うん」ではないように、工夫をし、興味のあるお話を中心に質問を投げかけるようにしていきました。

まずは、元気な挨拶から、そしてプラスの働きかけをたっぷり、最後の仕上げは相手への質問です。

これで、佐藤様と私は仲良くお話ができる関係になりました。

それから、佐藤様のいつも不満に思っていらしたことに心と耳を傾け、さらにメモを取りながら、良く聞きました。

誠実に佐藤様の言い分を聞いて、医院へフィードバックし、こちらも真摯に対応していったところ、なんと佐藤様は、

「私は、まず話を聞いてほしかったんだ。あなたの誠実な対応で、すっかりこの医院のファンになりました」

とおっしゃってくださり、結果的には大変多くの患者様をご紹介いただき、医院にとっても、とても大事な患者様になったのです。

〝クレームは氷山の一角である〟という言葉があります。クレームを表面化してくださる方は、とても熱心なありがたい患者様なのだと思います。感度が高く、熱い想いがあるからこそ、医院の対応に不信に思われたことをおっしゃってくださるのです。

それに対して、私たちが一生懸命取り組むことで、それを評価し、私たち医院のファンになってくださったのです。もともと熱い気持ちのある方が多いので、ファンになってくださったときも根強く、また力強い応援をしてくださる方になります。

〝不満のあるところにはニーズがある〟――このニーズこそが、多くの患者様の求めていた心に響くサービスにつながるのです。クレームをおっしゃってくださる患者様が、医院やあなた自身の成功のカギを持っていらっしゃると思います。

私はこのような経験を通して、人との交渉、会話、コミュニケーション能力を身につけられたのだと思っています。

自分の能力より少し高いレベルの仕事にチャレンジするガッツや精神も、自分自身を成長させる上では大切です。

そして、光の当たりにくい歯科助手だからこそ、広い業務を担当し、見渡すことのできる歯科医院内のスペシャルワーカーになれる可能性を秘めていると思います。

5 スペシャルは雑務の中から生まれる

私は雑用といわれるような仕事にも、心を込めて魂を吹きかけるような気持ちで取り組んでいきました。

この先に患者様の顔を思い浮かべ、またどうしたら、患者様がハッピーを感じていただけるかを常に考えて行動しました。こんなふうに、仕事を通してつながりを感じることが嬉しいと思いました。

同時に効率も考えました。「時間を短縮しながら、同じ、もしくはそれ以上の仕事量をするにはどうしたらいいのかな？」と……。

当時モテモテだった（？）私はデートする時間が必要だったので、早く帰りたかっただけだったのですが（笑）……きっかけはそんな些細で単純なものでいいのです。

単純作業は奥が深い仕事です。

実は単純作業ほど能力の差が出るものなのです。

単純作業に魂を吹き込むことで、作業効率や患者様の反応が全然違うので、とても仕事が面白いと感じることができました。

〔図表2〕　POP広告

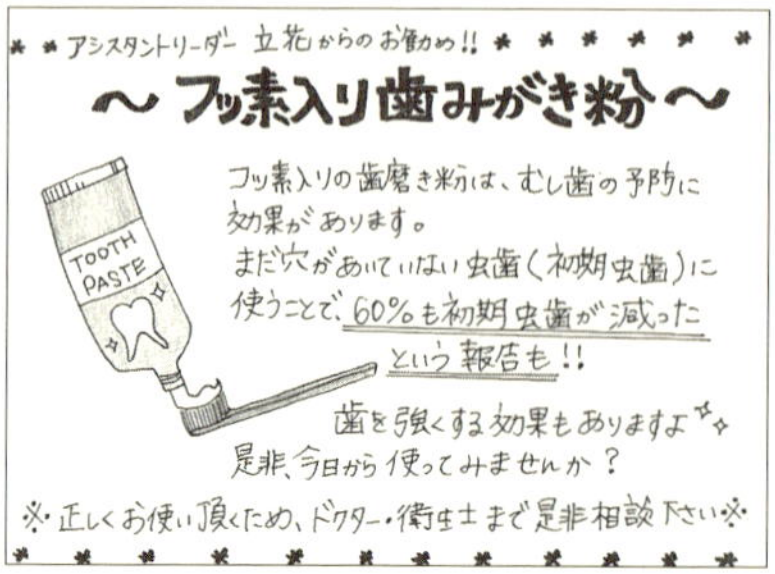

手書きやイラスト入りで親近感を!!

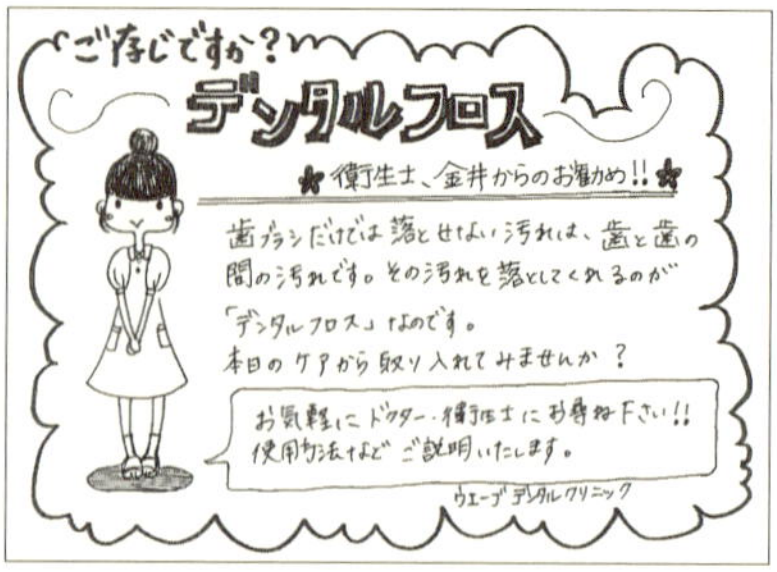

担当名を書くことで、よりメッセージ性が強くなる。

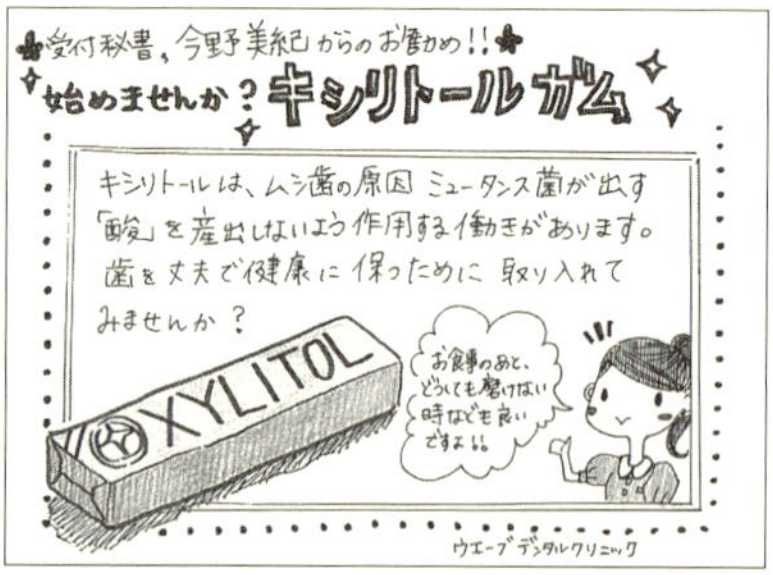

今さら聞けない歯の知識を、優しく表現する。

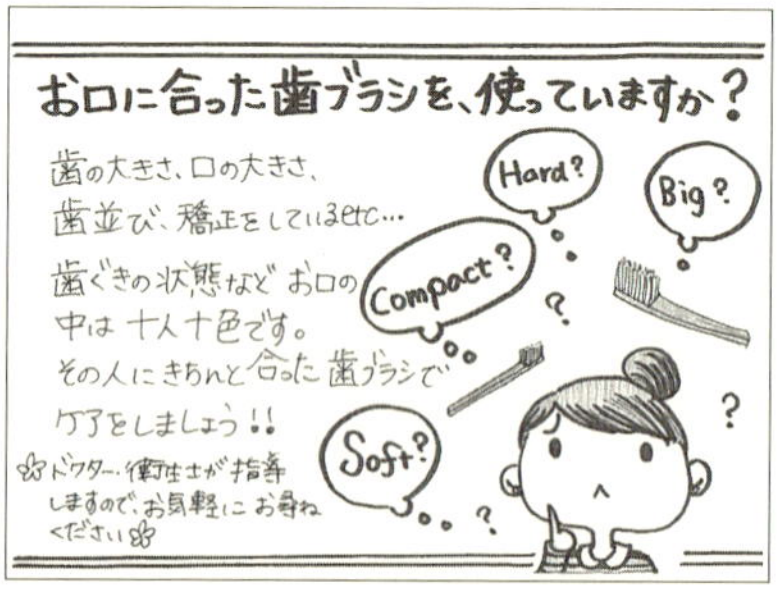

患者様視点を忘れずに!!

たとえば、受付で販売しているデンタルグッズに、自分の使った使用感やおすすめ度合い、使い心地をワンポイントに書いたメモ（ＰＯＰ広告といいます）をつけました〔図表2〕。すると患者様からは大変好評で、商品の売れ行きがそれまでとまったく違ってきました。

　また、私は患者様との会話を大切にしたくて、内容をノートに書くようにしました。次回いらしたときに、前回のお話の続きをすると、とても喜んでくださり、私を担当へご指名していただく患者様も多くなりました。

リコールハガキには、季節感が味わえる記念切手を使いました。記念切手は、同じ料金でその季節の素敵な絵柄のものが手に入ります。

これは、お金も手間もかからないばかりか、もらった方が少しだけハッピーな気持ちを味わえる素晴らしいサービスです。〝魂の息吹を吹きかける〟ってこういうことではないでしょうか！

大量作業や単純作業だからこそ、手や心を抜いてはいけません。私たちにとっては大量でも、それを受け取る患者様にとっては、たった一つのものですから……。

心を込めて、丁寧に仕事をしました。

その先の患者様の笑顔を想像しながら仕事をすると、なぜかとっても気持ちがよいのです。晴れやかな、よい気持ちになるのです。

実はサービスを受ける患者様よりも、それを提供する私たちこそ、一番気持ちがいいのだということに気づくはずです。

私たちが行うすべての仕事の先には、たくさんの人がつながっています。

そう思ったら、雑用にも心を込められるのです。

《第2章のまとめ》

1　スペシャルは雑用を極めることから始まる！
2　一杯のお茶にも精一杯の心を込めてみる！
3　不満のあるところにニーズがある！
4　クレームのある患者様こそ、熱い方が多い！
5　クレーマーは、医院のファンにつながりやすい！
6　サービスはお金と時間をかけないでできるものから始める！
7　切手には記念切手を！
8　デンタルグッズにはＰＯＰ広告を！
9　すべての仕事は、人とつながっている！
10　単純作業こそ、心を込めて丁寧に！
11　単純作業で仕事の質を高めよう！

Break time　ブログを開設しよう！②

開設のポイント２：日常を表現する！

何気ない日常を、ウェブ上の日記で表現してみましょう。

多くの方に目にしていただいているので、緊張感もあり、意識した日常が過ごせますし、女性として、大切な感性を磨いたり、表現力を鍛えたりするのにも大いに役立ちます。

能力の差は、考え方の差です。考え方は日頃の言動からつくられます。もっとも大事な言動の部分を、実はブログで鍛えることができるのです。

ブログで表現することが、宣言することとなり、言うことにつながります。多くの方に見ていただくことで、宣言したことを実行します。これが行動の部分です。

言動が変わり、習慣が変わり、思考が変わります。ブログは身近な、スキルアップツールです。しかも限りなく費用はゼロ。

チャレンジしない手はないはずです！

【澤泉仲美子の愛されブログより】

2007年8月29日　サロンで学ぶこと

サロンでのメニューは、カット、デジタルパーマ、カラーのコースで、所要時間は約4.5時間（特別に3時間でお願いしている）。

男性には理解しがたい時間のようだ。

でもね……私のキャラクターのお陰で、この髪型をキープすることが一つのミッションになってしまった。

もちろん、体形も若さ(笑）も、このキャラクターどおりに保たねば……。

そういう意味においても、キャラクターの作成は自分への戒めにもなってかなり効果的だな〜〜。

ということでやってきました。お気に入りのサロン。

私のヘアースタイルは好評で、皆さんが褒めてくださいます。

「美容室、どこ？　紹介して？」と、よくいってもらいます。

私のヘアースタイルを担当するカリスマスタイリストの中山さんは、本当に凄腕の持ち主。愛想がよく、サービス精神ばっちりの売れっ子！　しかも、超美人！　彼女は、すご〜〜く頑張り屋さんで、常に勉強しています。

中山さんにサービスの原点を尋ねると、

「特別なセミナーや勉強はしていないんです。でもひとつだけ、お客様はあくまでもお客様だけど、自分の境界線の中では、お客様の枠を越えて大好きな友達だと思って接しています。大事な人には“何かよいものをしてあげたい！”って自然に思うから……」

きた、きたあ〜〜〜「これだって！」って思いました。

「距離感」だったんだ！　しかも、絶妙な距離感。

私がお客様サイドから見ても、けっして友達感覚には感じられません。秩序もマナーもあります。でも、遠くないんです。

それが絶妙な距離感。温かさ、ぬくもり、人間味が伝わる距離感だったんです。

中山さんはじめこのサロンは、この距離感を感覚的につくれる天才だったんだ！

しかも、お客様を好きな友達！　と思うのもいいですね。

義務的・事務的でもなく、自然になにかプラスを与えてあげたい、もっとよくしてあげたい、そう思えますよね。

私は、ここなら安心して友人を紹介できます。お客様にそう思わせたら、もう最高のサービス提供者ですね。

最近は、短めの前髪にしています。ラクチンなんだもん。

もう斜め前髪には戻れませ〜〜ん！

今日もいい日。絶対いい日。

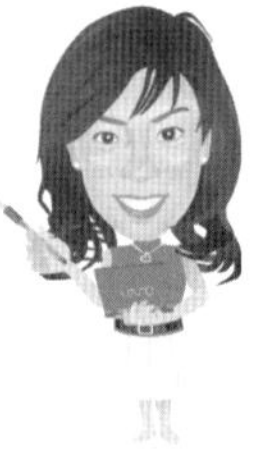

（澤泉仲美子の、人気！愛されブログは、［オフィスウエーブ］［検索］で、代表者のブログからご覧になれます）

第3章

キラキラ輝くためのスタッフセミナー

序　キラキラ輝くスタッフでありたい

結婚、離婚、出産、シングルマザー、育児、再婚……。

私は、女性としてのさまざまな経験をしてまいりました。

ビジネス上では、歯科助手、教員、レセコン販売、独立、会社経営……と、大変恵まれた環境の中で、豊かな経験をさせていただき、感謝に堪えません。

とはいっても、たやすい道のりではありませんでした。全身全霊で生きてきました。ボロボロになって生きてきました。でも、私は、けっして「痛そうな女性」には映っていなかったと思います。

むしろ「なぜ、仲美子さんはいつもイキイキしているの？」というお声をかけていただくことが多かったのです。

私は、どんなに辛くても、明日がくることが楽しみでした。

日曜日の夜は「明日から仕事ができる！」とワクワクしていました。私は仕事をすることも大好きでした。

〝好きなことをさせていただきながら生きている！〟

と感謝して生きていたので、私は周囲から、キラキラ輝いている女性に映ったのだと思います。

それは、ほんの少しの考え方の工夫でした。

自分が発する言葉に変化がみられ、行動が変わり、人生まで変わったのです。

私は、この経験を歯科業界で働く女性に、キラキラ輝くメッセージとしてお伝えすることを、今後のミッションに掲げました。そして、スタッフセミナーという場を通してお伝えしています。

それが『澤泉仲美子のキラキラ輝くスタッフセミナー』です。

同じ女性だから、同じ職種を経験した人間だから、結婚・出産・育児の経験者として、伝えるメッセージには、共感ゾーンをたくさん感じていただけると思います。

また、劣等感やコンプレックスと向き合いながら、乗り越えてきた体験には、親近感を抱いていただくことが多いようです。

歯科業界で働く女性スタッフが、私のメッセージで、元気を取り戻し、人生や仕事に対して考え直したり、気づきのきっかけになっていることに、喜びを感じています。

そんな『キラキラ輝くスタッフセミナー』の一部を、本書でご紹介させていただきます。

実践の場でお役立ていただけたら、とても幸いです。どの項目から読んでもわかるように組み立てています。興味・関心のある項目からお読みくださいね！

スタッフセミナー』のあらまし

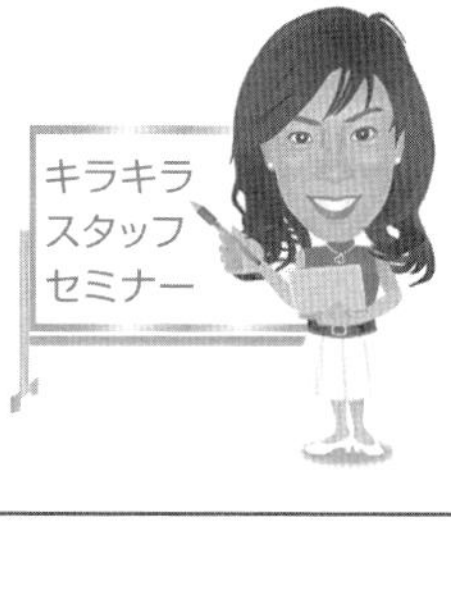

澤泉仲美子の『キラキラ輝く

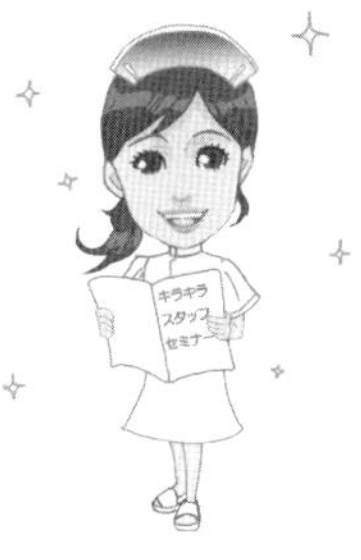

〔図表3〕　**セミナー風景**

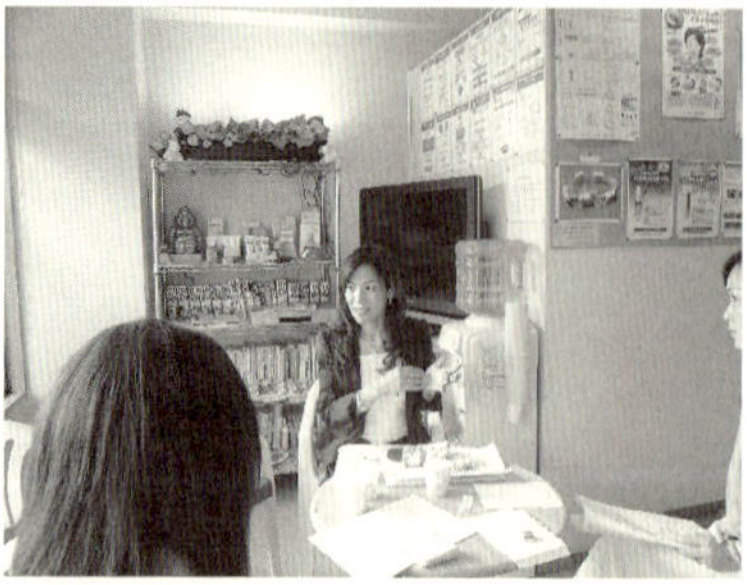

院内ミーティングに参加

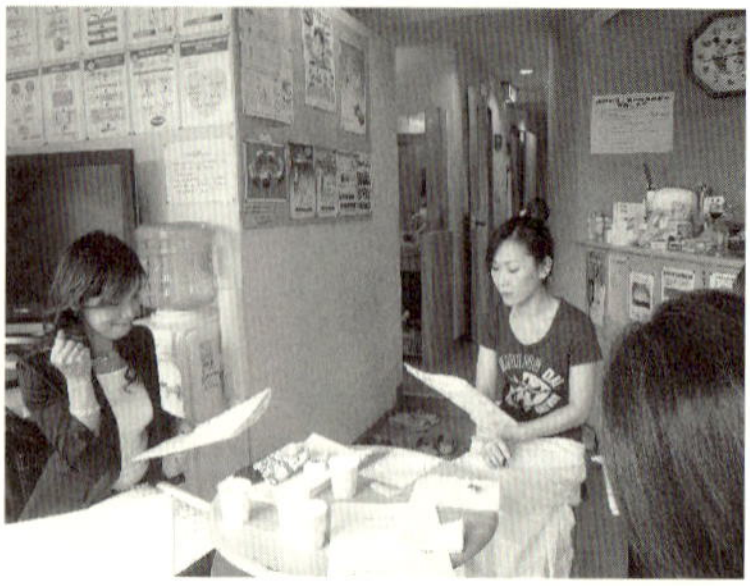

個別コーチングの様子

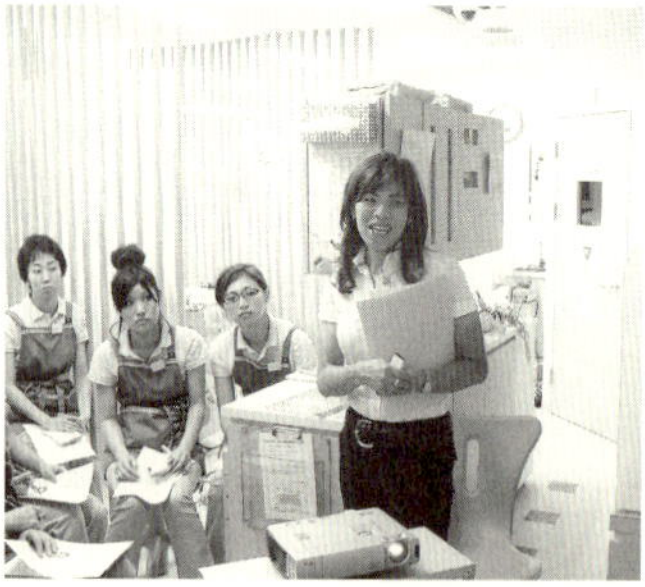

スタッフセミナーはみんな真剣!!

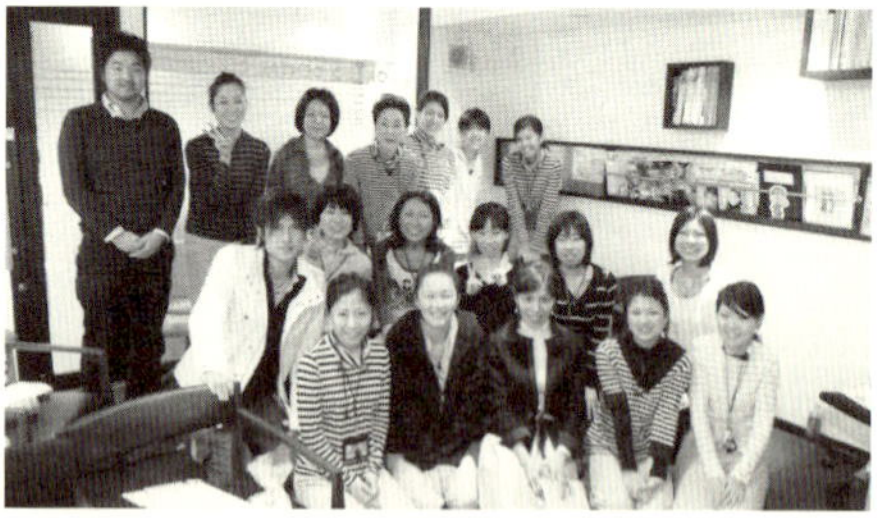

セミナー後、院内で集合写真を!!

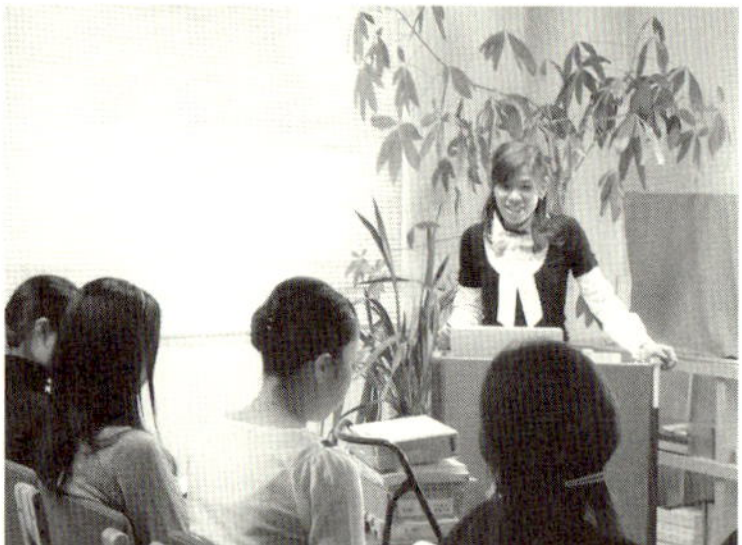

スタディグループ、歯科医師会での講演

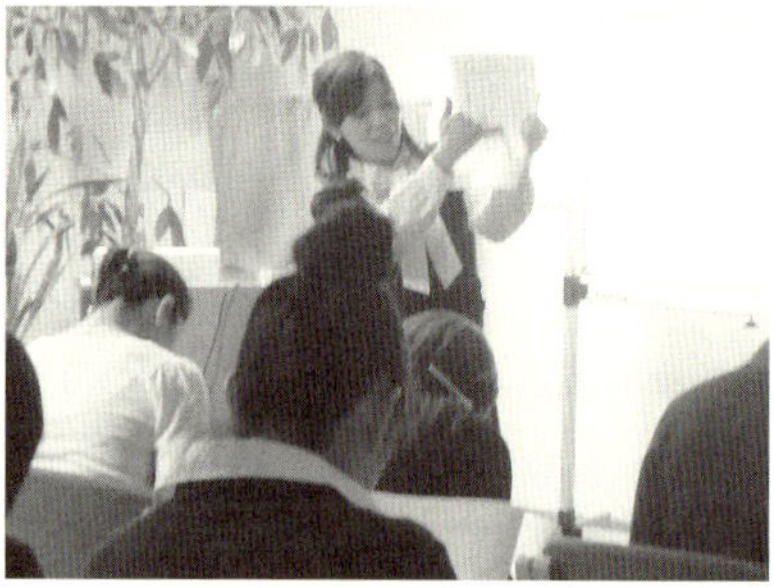

オリジナルテキストで楽しく学びます。

1 仕事を通して女性を磨く

1 何のために働きますか？

あなたは、何のために仕事をしていますか？

私のセミナーの冒頭は、この質問から始まります。

「お金のため！」

はい。元気で素敵な回答です。まったくそのとおりです。けれども、それがすべてでいいでしょうか？

お金を得るためだけに仕事をしているのは、少し寂しいです。また、お金だけのために働くと、ストレスやイライラが溜まりやすい思考となります。

だって、お金だけのために働くなら、ラクしてたくさん稼げる仕事がよいに決まっています。

でも、そんな仕事は、この世の中には存在しません。それに気づかないまま、常にないものを求め続けるので、ストレスやイライラを溜めていくのです。

「医院のため」

「先生のため」

「患者様のため」

はい。これも本当に素晴らしい答えです。

でも、一番にあげてほしい答えは

「自分のため」

です。自分のために、仕事をしています。

自分自身の成長のため、仕事を通してもっと素敵な女性になるために、女性を磨くために仕事をします。

職場はエステと同じなのです。あなたという素敵な女性を磨く場です。

毎日、多くの時間を職場で過ごします。ここで成長しないで、一体どこに成長の場を求めますか？

大切な家族よりも、大好きな彼よりも、職場のメンバーや患者様と一緒に過ごす時間のほうがずっと長いのです。

仕事を通して女性を磨く！

これが私のセミナーのメインテーマなのです。

2　仕事から何を得ますか？

仕事から得られるものは、お金だけでなく、たくさんのものがあります。

たとえば、
・経験（人としての成長）
・人とのつながり（出逢い）
・やりがい（生きる情熱、輝き）
・心の満足、感謝（キラキラ、ワクワク感）
・お金
人は幸せに近づくために生きています。

幸せのとらえ方は、人によってさまざまです。お金がたくさんあれば、幸せを感じることができる人、たくさんの温かな人に囲まれて生きることに幸せを感じる人、趣味を追及できる人生そのものが幸せな人……。


では、あふれるほどのお金持ちになったあなたは、果たして幸せですか？

そばに誰もいなくても幸せを感じるのでしょうか？

私はそうは思えません。お金だけがそこにあっても、幸せではないということです。

明日への希望、ワクワクする気持ちが伴っていなければ、本当の幸福感は生まれません。

孤独の中から幸福感は生まれません。

豊かな人生経験を持ち、たくさんの温かな人に囲まれ、ワクワクしながら明日がくることを心待ちにできる……そこに、人は幸せを感じることができるのです。

人生を飾るこの部分を、仕事を通して得るのです。

そう思ったら、仕事をすることが貴重な体験に変わります。

明日からの仕事が楽しみに思えてきます。

3　お給料の使い方

あなたは、理想の結婚相手を選ぶときに、何を中心に選びますか？

またその反対に、理想の人から選ばれるとしたら、どこで選ばれたいと思いますか？

大半の方が「人は見かけじゃない」「大事なのはハートの部分」と答えます。

実際に男性から人気のある女性とは、美人よりもチャーミングな人のほうが圧倒的に多いものです。

チャーミングな人とは、その人の内側からにじみ出る、キラキラした魅力を放っている人を指しています。内面からでる魅力とは、ハートを鍛えることで、はじめて放出されてくるのです。

それでは、実際にその大事なハートの部分を、日頃どのように磨いていますか？

成長させていますか？

ハートの部分を鍛えるものには（仕事以外で）、本を読む、セミナーに参加する、キャリアを磨く、多くの方とお会いして人間関係を学ぶ、映画などで感度を磨く……などがあげられます。

それでは、あなたの実際のお給料の使い道はいかがですか？

ほとんどを「外見磨き」に費やしているのが、実状ではないでしょうか？

自分が自分に投資をすることが大事です。

ビジネス本やセミナー参加費、映画、キャリアアップに、自分が稼いだお金を投資してください。

自分が汗水流して働いて得たお金を使うからこそ、身につくのです。あなたの血肉となって、活かせる本物の知識や技術となるのです。こうして、あなた自身が望む女性像に近づいていきます。

２　歯科業界はあなたが主役です！

１　歯科医院の現状

現在は、全国で約６万７千軒の歯科医院があります。これは、コンビニエンスストアの約１・８倍の数字です。

この数字からも、いかに歯科医院が多いのかがおわかりいただけますね。

さらに、歯科医院は増え続けています。

年間約２千軒の開業に対し、年間約１千軒の廃業があります。

要するに、年間１千軒ずつ歯科医院が増え続けているのです（廃業し続けているともいえます）。

かつては、赤く、ダサく書かれた「歯科」という二文字の看板だけで、患者様は歯科医院にたくさん訪れていました。患者様も、探していたのは「単なる歯科医院」だったからです。

しかし、現在は、赤く、ダサい「歯科」の看板を探している患者様は、どなたもいらっしゃいません。

患者様が探しているのは「自分が行きたい歯科医院」に変化したのです。

2　選ばれる歯科医院

歯科医院は、患者様に選ばれる時代になりました。

それでは、患者様はどのように、歯科医院を選ぶのでしょうか？

選ぶ基準はどんなところでしょうか？

患者様に歯科の治療技術の善し悪しは、判断しにくいものです。

私は長年、患者様の立場で歯科医院に通院していました。私の通院していた歯科医院は、スタッフも先生も、とても優しく感じのよい歯科医院でした。

また、この歯科医院では、抜歯をすると、翌日がたとえ日曜日であっても、先生からご丁寧にフォローの電話がありました。

私は、その心づかいに大感激して、日本一の歯科医院だと惚れ込み、大ファンになりました。そして、本当に多くの友人や知人を紹介してきました。

日本一と評価していたものは、治療技術も対応もすべてを含めて、そう思い込んでいたのです。

ところが、数年後、根尖病巣がたくさん見つかりました。当時の根管治療がしっかりされていないのが原因で、とてもショックでした。

私は診療技術とは別の部分の満足で満たされ、歯科医院を評価していたのです。別の部分というのは、先生やスタッフの対応、人間性、気づかい、心配り、温かなフォロー体制、医院の雰囲気でした。

一般の患者様も、私とほぼ同じような感覚をお持ちだと思います。

私の経験からいっても、歯科診療を受ける患者様は、治療の善し悪しで、歯科医院の評価を決定づけていない、ということがわかると思います（もちろん、すべてではありませんが……）。

選ばれる歯科医院であるためには、先生の医療技術とは別に、スタッフの方の対応力がとても大事なのです。あなたの心づかいが歯科医院経営を左右させる、といっても過言ではありません。

3　あなたにとって選ばれる歯科医院の環境が必要なわけ

仕事は、自分自身のために行うものです。

仕事を通して、自分を成長させ、女性の本質を磨いていくのです。そのためには、たくさんの人（患者様）と接することが大事なのです。

1日に接する人（患者様）の人数が、数人の場合と30人の場合では、30人の場合のほうが、はるかに勉強になります。

それだけ、より多くのキャラクターの方と出逢えるチャンスが広がるからです。

厳しいアドバイスをくださる患者様もいらっしゃれば、優しく温かい患者様もいらっしゃいます。

いろいろなタイプの患者様と、うまく人間関係を築くことは、人としての成長には欠かせません。多くの患者様と接することで、自然に多くのことを学んでいます。

多くの患者様に来院していただき、いろいろな患者様と会話をし、挨拶をし、コミュニケーションをとり、患者様の信頼を得る……その中で、自分のスキルをたくさん身につけることができるのです。

多くの患者様との出逢いや触れ合いが、あなたの仕事へのモチベーションをアップさせ、仕事へのプライドを高めていきます。

同じ時間で同じ仕事をするなら、キラキラ、ワクワクした気持ちで、仕事に向き合いましょう。

そのためにも、たくさんの患者様に選ばれる歯科医院づくりを行うことが、何よりもあなた自身にとって大切なことだったのです。

開設のポイント3：対象者を決める

育児向け、仕事向け、趣味の世界のもの、なんでもいいと思います。自分が、一番興味があって、楽しく続けられるものです。

できれば、読んでいただく方の対象者は決めておいたほうがいいでしょう。

育児向けなら、自分の子と同じくらいの子どもがいるお母様が対象。

仕事向けなら、あなたと同じように働く、歯科助手や歯科衛生士向け。

対象となる読者層が絞られると、ブログの内容が深く読者の心に響きます。コメントなどで、反応のよいブログが開設できることになります。

多方面に広げてしまうと、記事の内容もブレてきて、面白みに欠けてしまいます。

私は、社会で頑張る女性スタッフ向けのメッセージを書いています。

とくに、自分の体験から、育児や家庭と仕事の両立をされている人を応援するメッセージが中心です。

【澤泉仲美子の愛されブログより】

2007年9月24日　おばさんの定義

“おばさん”って、どこからがおばさんなんだろう？

感性が鈍ってしまって、マナーを守れなくなった方を、私は心の中でそう呼ぶようにしています。

最近では20代、いやいや10代の若い女性でも「私、もうおばさんだから……！」ってよく口にするのを耳にしますね。

そうです！　思考と言葉は現実化します。

そんなことをいっていると、本物のおばさんになっちゃうよ～

私なんて、華の40代ですが、自分をおばさんなんて認めていません（いい加減、認めろよ！）。

子供界では、子どもを生むと、自分を「おばさん」と表現するのが、暗黙のルールになっていますが、私は、あまり賛成していません。

おばさんって、自分をそう名乗ることで、なんとなく女を捨ててしまっているような淋しさがあるのです。

自分の息子にも、その方のお名前や苗字で呼ばせるようにしてきました。そのほうが個々を大事にできるでしょう！

息子にも、それぞれの方のお名前とキャラクターがしっかり刻まれて記憶されています。

お名前で呼ばれた側も気持ちがいいと思うし……。

十把一からげで「おばさん」と表現するのは、やっぱりちょっと淋しいな～と思います。

ちなみに、私は親戚の甥っ子、姪っ子にも「なみこおばさん」とは呼ばさず（←呼んだら、げんこつ一発です）「なみちゃん　」と可愛く呼んでもらっています！

いくつになっても、可愛いらしさを忘れず、輝く女性でありたいものです。

（澤泉仲美子の、人気！愛されブログは、［オフィスウエーブ］　［検索］　で、代表者のブログからご覧になれます）

3 歯科医院のサービス

1　CSってなんのこと？

CS（Customer Satisfaction）とは顧客満足のことをいい、お客様が「買ってよかった」「来てよかった」「体験してよかった」というように期待を満たすことです。

ここでいうお客様とは、患者様のことです。

医療従事者として、患者様をお客様ととらえることに抵抗がある方がいらっしゃるかもしれません。

ですが、こんなふうに考えてみてください。

皆さんがいただく毎月のお給料は、どこからきていますか？

それは、患者様です。医療をご提供し、その報酬としてお金をいただきます。それがあなたの大事なお給料の元となるのです。言い換えると、あなたの生活を支える根底には、患者様がいらっしゃるのです。

患者様が来院してくださらなければ、あなたの生活もお給料も、保障できなくなってしまいます。

数多い歯科医院の中で、あなたの歯科医院を選んで来院くださった患者様には、まずは感謝をしなければなりません。

患者様をお客様のようにとらえ、サービスを提供する精神が大切になってきています。お客様が、組織を評価するときの基準にＣＳが使われます。

ここに有名な言葉があります。

「すべての成功している組織には、共通点がある。それはお客様を満足させることができていること」

このことは、けっして秘密にされているわけでもなく、誰もが知っていることですが、実際にできている組織はほんの一握りだといわれています。

2　ＣＳを成功させている組織

もっとも顧客満足が成功している企業の代表として、東京ディズニーリゾートがあります。東京ディズニーランド、東京ディズニーシーです。

「ディズニーランドの来場者の97％以上がリピーターであり、またその半数が10回以上もの来場を経験している」

という事実こそ、ディズニーリゾートが、顧客満足を成功させている企業の代表選手であることの理由づけとなっているのです。

リピーターとは、再度足を運んでくださるお客様のことです。ディズニーランドが、顧客満足を成功させていなければ、リピーターはいなくなり、来場者は今の３％以下となり、瞬く間に倒産してしまいます。

それだけ顧客満足とリピーターとは、組織の成長や企業の発展、ビジネスの成功に大きな役割を担うわけです。

ＣＳを成功させている組織の見極め方があります。

それは、

・お客様の笑顔がある
・そこで働くスタッフの笑顔がある
・お客様とスタッフの一体感がある

ことです。

レストランやホテル、ショップなど、たくさんの組織を、このような視点から観察すると、ＣＳやお客様へのサービス精神の勉強になります。

3　ディズニーリゾートからサービスを学ぶ

ディズニーリゾートのサービスのひとつに〝すべてのものが、歩み寄り語りかける〟があります。

たとえば、ディズニーランドでポップコーンを買います。

今はたくさんのフレーバーがあって、本当に楽しく美味しくいただけますね！　私もいつもバケツにいっぱいのポップコーンを楽しんでいます。

ところが、おっちょこちょいの私は、よく誤っていっぱい入っているポップコーンを落としてしまいます。その時のショックの大きいこと！（笑）　切なくて悲しい気持ちになります。

しかし、ディズニーランドのキャスト（スタッフ）はとても感度がよく、どこでご覧になっていたのか、すぐに歩み寄り、語りかけてくれるのです。

「大丈夫ですよ。すぐに新しいものと交換しますから！」と、その数秒後には新品と交換できています。

こぼして汚れたパークの床も、数秒後には、キャストが瞬く間にピカピカに掃除をしてくださいます。

ディズニーランドは、ゲスト（お客様）に対し感動体験を与え続けています。だから、ゲストが悲しい思いをしないように、期待を裏切らないように、心を込めた対応を、イキイキとした笑顔で提供しています。

〝すべてのものが、歩み寄り語りかける〟

これは歯科医院のサービスに、取り入れることができます。

小さなお子さん、お年寄り、待合室でお待ちの患者様……。

患者様のもとへこちらから歩み寄り、患者様の目の高さに視線を合わせ、寄り添うように、語りかけてみてください。

その際、患者様のお名前をお呼びしてから話しかけると、なお効果的です。

お名前をお呼びすることで、親近感が生まれ、必ず今までとは違う、患者様との関係を築けることが確実に体感できるはずです。

歯科医療よりも、感動体験が与えられる歯科医院を目指してみませんか?

4　CS（お客様サービス）で一番大事なこと

お客様（患者様）サービスでもっとも大事なことは、「笑顔」をおいて他にありません。笑顔であることが、もっとも大事なのです。

第一印象は、どのくらいの時間でつくられると思いますか?

わずか6秒で、相手の印象が刻まれるといいます。

そして、その一番最初に感じた印象（第一印象）はとても深く刻み込まれます。

とくに、歯科医院の場合には、医院の印象は、受付にいるあなたに大きくゆだねられているのです。あなたの６秒間の印象そのものが、医院の印象になるといっても過言ではありません。

第一印象をよくするのも、「笑顔」それだけです。笑顔で患者様をお迎えください。

でも、それはただの笑顔ではありません。

笑顔、笑顔、笑顔です。「満面の笑顔」です。

「にこ」と笑うのではなくて、「にっこにこ～」です。

医院の決まりだから、マニュアルにあるからと、儀礼的に、つくった笑顔は本物ではありません。

本物でない笑顔とは、よく見ると「目」が笑っていないのです。

〝目は口ほどにものをいう〟といいますが、本当にそのとおりです。

目を見ると、その方の心が現れています。表面では笑顔を取りつくろっても、目を見れば、そうでないことがすぐにわかってしまいます。

そして、大事なことがもうひとつあります。

それは、笑顔を持続するということです。もっとも私が怖いと思うものは、笑いから冷めるあの瞬間です。

どんなに気持ちのよい笑顔を見せてくださっても、真顔に戻ってしまうあの瞬間を見るのが、私はとっても怖いです（笑）。

どんなに素敵な笑顔も、どんな美人も台なしですね！

男性からも興ざめされてしまいますよね。

笑顔は、心から発するもの。そして、ずっと持続させるものです。

笑顔は、相手も自分も幸せにする、とっておきの愛（アイ）テムです。

笑いの効果には、さまざまなものがありますが、中でも、

・若返りホルモンの分泌を促進
・脳内ホルモン分泌で痛みなどの緩和

などもあり、体にも精神にもとてもよい効果があるのです。

また、笑顔で迎えられた人は笑顔で返してくださり、本当に良質の人間関係もつくりやすいのです。

忙しいときほど、意識して「笑顔」でいられるゆとりと、大らかな潤いのある女性がとても素敵だと思います。

4 言葉の使い方

1 日本語の素晴らしさ

私のキラキラスタッフセミナーでは、言葉づかいの学習もあります。一見、あまり好かれないカリキュラムのようですが、受講された方のアンケートを拝見すると、

「言葉づかいの学習が、とっても面白かった」

「いかに自分が日頃、間違った日本語を使っているかがよくわかりました」

「このセミナーをきっかけに、日本語に大変興味をもちました。早速、今日の帰りに本屋さんによって日本語の本を買って勉強します」

などと寄せられ、皆さんとても楽しく、積極的に日本語を学んでくださいます。

日本語というのは、素晴らしい日本の文化です。けっして単純ではないけれど、だからこそ、奥行きがあり、女性としての品位を表現できる素晴らしいツールなのです。

学習した方とそうでない方の差が歴然と表面化するのが、この言葉づかいです。

さあ、女性磨きのチャンスですね。正しく美しい日本語を女性の武器として、備えていきましょう。

素敵な日本語を放つ、魅力的な女性を目指してみてくださいね。話すことが楽しくなります。表情も豊かで、自信が持てるようになります。

2　マニュアルどおりでは伝わらない

言葉づかいには、いくつかのルールがあります。もちろん、ルールを守ること、学習することは大切なことです。

でも、一番大切なことは、心を込めて、プラスアルファの心づかいを言葉にのせることです。その際、多少敬語の使い方が間違っていても、大きな問題にはなりません。

患者様には心が伝わることを優先して、言葉を発していけば、そこに身の丈が合ってきます。

マニュアルどおりの言葉づかいでは、事務的で、冷たさや物足りなさを感じることが少なくありません。

たとえば、患者様のご希望どおりのアポイントが確保できないとき、

①「大変申し訳ありません。その日はすでに予約でいっぱいです」

②「佐藤様、せっかくご希望の日時をお知らせいただきましたのに、あいにくこの日は別の患者様のお約束が入っており、ご期待に添うことができません……。お役に立てなくて本当に申し訳ありません」

あなたが患者様なら、①と②のどちらの対応に響きますか？

①は儀礼的で冷たさを感じます。

②はお名前を呼んで特別感を与え、患者様のご期待に添えられないお詫びとねぎらいの言葉を添えています。

心を込めて②の対応ができるように、私たち自身の心のコンディションも常に整えておきたいですね。

3　言葉にはパワーがある

私は自称〝言葉研究家〟でもあります。

言葉には、不思議なパワーが宿っています。自分の発した言葉のエネルギーって、とても強く作用するのですよ。自分が発した言葉のとおりになっていくのです。

言葉には魂があるからです。それが〝言霊《ことだま》〟です。

たとえば、太った方の口癖をご存じですか？

「私って、何食べても太っちゃうのよ～」です。

成功者の口癖をご存じですか？

「私にはできる！」です。

人間関係で悩んでいる方、転職を繰り返してしまう方は、どんな口癖でしょう？

「私は運が悪い」
「どうせやってもダメだと思う」です。

言葉には、パワーが宿っています。ですから、極力マイナスのエネルギーをもつ言葉を使わないようにしましょう！

「どうせ……」「できない……」「ムリ、ムダ」「忙しい、時間がない」

このような言葉を発することで、自らマイナスの自分をつくり出してしまうのです。この言葉のマイナスパワーで、どんどん卑屈でマイナスの方向に向かってしまいます。

今日からは、あなたが口にする言葉は、

「私なら、きっとできる！」「すてき！」「きれい」「嬉しい」「しあわせ」「ラッキー！」「私、ついてる！」「ありがとう」……です。

そんな言葉を意識して出していくようにしてください。必ず、プラスのエネルギーが満ちてきます。

患者様と接するあなたは、イキイキとしたきらめく人であってほしいと願っています。

幸せという感情は、自分が決めることです。それは、日々の習慣の中で感じていくものです。日頃、口から出るプラスの言葉で、幸せエネルギーが放出され、行動が変わり、習慣が変わり、環境が変わって、本当に内面から輝くあなたへ導かれていきます。

よい言葉を発することで、思いどおりに前向きな人生を歩いていくことができます。素敵でしょう！

4　魔法の言葉を選ぶ

言葉の使い方で、行動や習慣までが変わるお話をさせていただきました。言葉がもつ魂やエネルギーは、想像以上に大きいものなのです。

そこで、プラスの言葉を発するためのヒントをひとつ差し上げます。

「事実は一つ、考え方は二つ以上ある」

コップの中に、水が半分あります。

「もう半分しか水がない」

「あと半分も水がある」

あなたなら、どちらの言葉を発しますか？

声を出して、読み返していただけますか？

事実は一つなのに、言葉の発し方次第で、考え方がまるで正反対になりますね。コップの中の水の量は半分です。これが事実です。

「半分しかない」と思うか、「半分もある！」と思うか……。

これから、あなたがどんな生き方をしていきたいか、表現する言葉をぜひ選んでいただきたいものです。それに合わせるように、行動や環境が必ず変わってきます。

5　「すみません」より「ありがとう」

「すみません」はけっして悪い言葉ではありませんが、女性の品格を上げたり、印象をより良くする言葉ではありません。実は、少し物足りない言葉なのです。

ですが、私たちはこの「すみません」を本当によく使って、何でもこの言葉で済ませてしまっていることが多くありませんか。

この「すみません」には、言葉の魂が宿りません。そのため、人の心へ染みわたっていかないことが多いのです。

たとえば、歩いていて、人とぶつかったとき、レストランで注文するとき、いただき物をしたとき、ちょっとした親切に出逢ったとき……。

このようなとき、すべてに「すみません」で済ませていませんか？

人とぶつかったら、

「失礼しました。大丈夫ですか？」

といってみるとどうですか。

レストランで注文するときには、

「お忙しいところ申し訳ありませんが、こちら、よろしいですか？　お願いできますか？」

親切を受けたときには、

「ありがとうございます。嬉しいです……」

といってみるとどうですか。

「すみません」のひと言で済ませていたときと、印象が全然違うと思います。少なくとも、お礼の言葉は「すみません」よりも「ありがとう」を使いましょう。

実は「ありがとう」の発信者のほうが、気持ちが良いということがわかります。

日本人は、与えることは上手だけれど、受けることが苦手だといわれています。たとえ小さな親切であったり、ほめ言葉に対しても、「ありがとう！」で、うまく受け止めてみましょう。

こうして、意識して言葉を発してみると、自分自身が女性として磨かれていくのがわかります。このような意識した行動の繰り返しで、感度が磨かれ、センスのよい女性へとグレードアップしていくのです。

正しい日本語のマスターも大事です。その上で、美しい日本語というのは、相手に対する思いやりと感謝、そして心づかいがあってこそ、本来の品格をなすのです。

愛されてキラキラ輝く女性が使うのは、美しい日本語なのだと思います。

人とぶつかったときに「すみません」で済ませる女性と、

「失礼しました。大丈夫ですか？」と、お詫びと気づかいが伝えられる女性

……どちらが愛されてキラキラ輝く女性でしょうか？

6　ありがとうの効果

ありがとうには、たくさんの素敵な効果があります。

ありがとうで、すべてのものを味方につけることができるとしたら、どうしますか？

たとえば、半年間「ありがとう」の言葉をかけ続けたサボテンは、表面のとげが全部取れてしまったという実験があります。サボテンは、自分の体を守るために「とげ」を持っているので、温かい人間の優しい言葉によって、すっかり安心して護身のための「とげ」を不要としたのです。

同じような実験で、「ありがとう」の言葉をかけたチョコレートは、マイルドでさらに甘くなりました。一方、悪い言葉をかけられたチョコレートは、苦く渋い味になったといいます。

水の実験でも、「ありがとう」の言葉をかけられた水の結晶は、美しく変化したそうです。すべてのものには魂が宿っているのです。人間も植物も、無機質なものですら、すべてがエネルギー体なのです。

だからこそ、すべてのものに心を込めて感謝の気持ちを表現して生きていると、すべてのものを味方につけて生きることができますよ！

さっそく、あなたの仕事も生活も「ありがとう」で満たしていきましょう。

***Break time*　ブログを開設しよう！④**

開設のポイント４：本やセミナーで学んだことを、自分発信することで、本当の学習を身につけることができる！

たくさんの本を読むことは素晴らしいことです。同じようにたくさんのセミナーに参加したり、多くの方と接して、たくさんの情報を手に入れることも素晴らしいものです。ただ、こんなに情報の多い世の中、インプットしただけでは、流されてしまうことも多いのです。

本を読んで感動した、セミナーを受けて感動体験をした、先輩の話を聞いてすごく勉強になった……これはインプットしている部分。

大事なことは、この後です。これを、自分以外の人に伝えることです。

伝えること（表現すること）で、インプットした情報を、自分なりに咀嚼し、噛み砕いて、アウトプットしています。

この瞬間が本来の学習の瞬間なのです。伝えるには、その物事を本当に理解していなければ、自分以外の人には伝えることができません。そして、うまく伝えようとしたら、アウトプットするときの構成も必要となります。これを考えるときが、もっとも学習されているときです。

する」でした。

　自分の大好きなもので、なんの迷いなく「仕事！」といえる私は、一体何者でしょう！

　私は仕事を通じて、たくさんの方のハートを温かくしたいのです。

　あったかハートのメッセンジャーですね！

　人に幸せを与えて、それで自分が幸せを感じる生き方、仕事ができたら最高だと思っています。そんなマインドマップです。

（中略）


　なんと、これはビジネスでも大活躍！

　私がコンテンツを作り上げる、歯科医院のホームページでは、院長先生の話をヒヤリングしマインドマップを展開。

　360度の角度からたくさんのものが見えてきて、先生方にもびっくりされます。そこから本当に大事なキーワードの割り出しができます。


　また、これも驚き！

　あんなに宿題が大嫌いだった息子が、自らマインドマップに手を付けて夏休みを表現しました。

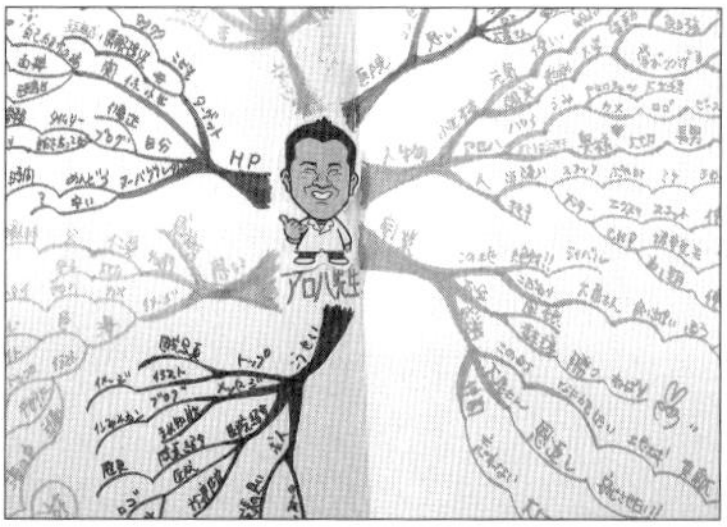

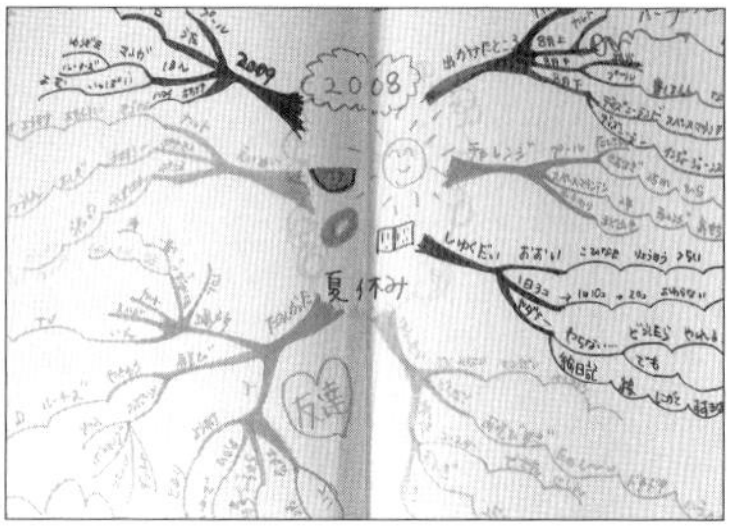

（澤泉仲美子の、人気！愛されブログは、オフィスウエーブ　検索　で、代表者のブログからご覧になれます）

【澤泉仲美子の愛されブログより】

2008年1月28日　マインドマップ

マインドマップをご存知ですか？

私、チャンスをしっかりつかみましたよ〜。

基礎講座を受けました。

マインドマップとは（私の所見ですが）、脳に（全脳に）豊かな刺激を与え、発想を広げて、生み出したり、見出したり、引き出したりして、今までの思考ではたどり着かないものが発見できるツールで、それを紙に写像するシステムです。

すごいでしょう！　「マインドマップを使えば頭の良い子になる！」

なんていう見出しもよく見ますが、私は子どもたちがマインドマップを使うことで脳がさらに活性化されて、発想が豊かに広がり、楽しく学習できることが何より素晴らしいことだと思いました。


さぁ、下図が、実際、私が一番最初に書いたマインドマップ（もどき）です。

クリップから何を想像できますか??

まだ講座をほとんど受けていないときです。

それでも、マインドマップを使って、360度の発想が展開しようとしています。

セミナーの最後の演習は「自分の大好きなものをマインドマップで表現

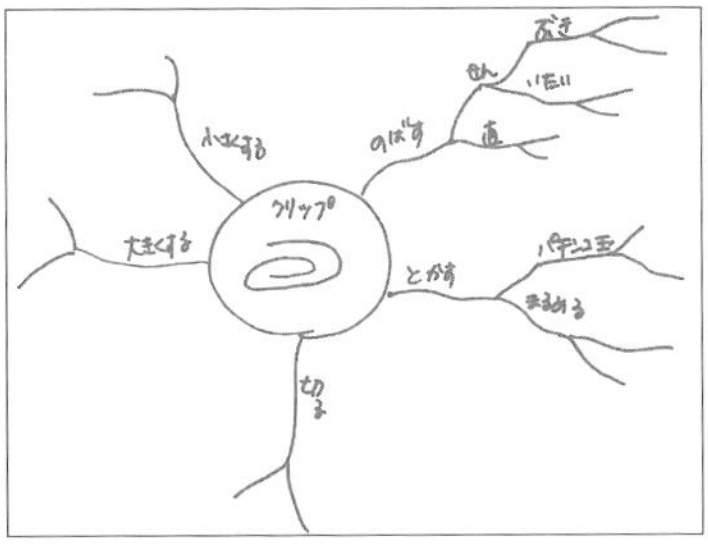

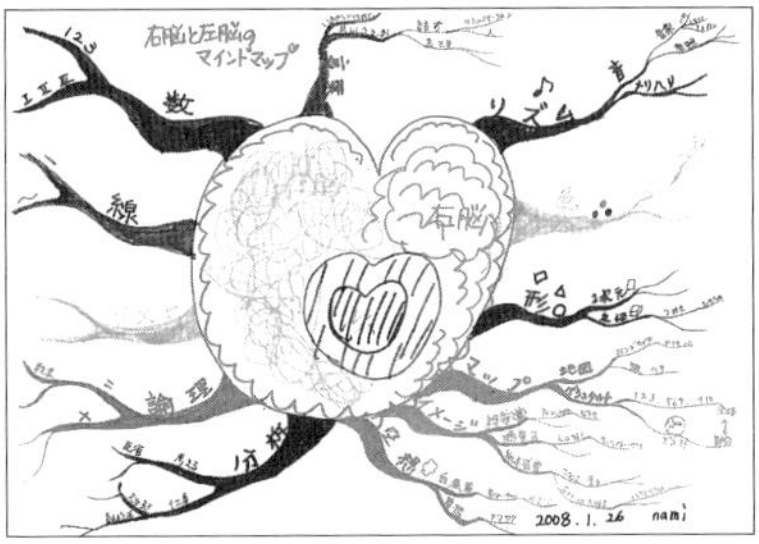

5 良質な人間関係を築く

1　コミュニケーションスキル

今のあなたの、一番身近に多くいらっしゃるのは患者様です。そんな患者様との関係をより良く築き、患者様から愛されるデンタルスタッフを目指していきましょう。

人間関係の基本はコミュニケーションで、その第一歩は会話から始まります。

「ええ～！　私、人付き合いが苦手なんだ～」

「初対面の人と話をするなんて、ハードルが高いわ～」

というあなたでも大丈夫です。

実は、私もそうだったからです。私は、人とのコミュニケーションがかなり苦手でした。教員の経験をして、今ではスタッフセミナーをご提供させていただいていますが、会話が苦手で、とても悩んだ時代があるのです。

実際、歯科助手を始めた頃の私は、患者様との話など、まったくできませんでした。

思ったことが口に出せず、表現力が乏しいので、会話のキャッチボールができないのです。用意した一球を投げるのが精一杯。そんな大事な一球も、相手の方がうまくキャッチしてくださらないと、とても悲惨な思いをし、恥ずかしくて顔をうつむけてしまうような歯科助手時代を送っていたのです。

そんな私が、ある時、とても素晴らしい発見をしました。以来この方法で、ぐっと人の心をつかめるようになり、人とのコミュニケーションが、とても楽しくなりました。

2　話し上手とは？

人との会話が苦手な私が気づいたこと、それは会話を提供しようと焦る気持ちの前に、相手の方のお話を聞くことに専念するということだったのです。

話すより前に、相手の話を聞くこと、聞き上手が話し上手につながっていることに気づいたのです。これは、当時の私にはかなり画期的な気づきでした。そして、とても気持ちがラクになり、ゆとりが生まれてきました。

相手の方のお話をお聞きすることで、その方を理解しようとする気持ちが生まれます。次には、もっと知りたいという感情が生まれます。

そうなると、こちらからも自然体でアプローチができるようになります。

「それからどうなったのですか？」

「この間のお話しの続きが知りたいです！」

「うわ〜！　素敵なお話ですね！　私も興味があります」

そんな感じで、自然に良好なコミュニケーションへと発展していくのです。

うまく相手と話をしなければ……と思うと、プレッシャーになりますが、人の話をよく聞くことならできそうですよね？

とくに、女性やお年寄りの患者様は、お話好きの方が少なくありません。相手の気持ちに立って、ただただ誠実にお話をお聞きするだけで、先方はとても、晴れやかな気持ちになり、満足してくださることが多いのです。

そして、あなたのことを自分の「共感者」として、親しみをもって接してくださるようになります。いつもの患者様との関係が、一歩前進するのが体で感じるはずです。

人は、どんな人を好むかご存じですか？

それは、自分に興味をもってくれる人です。たとえば、あなたに興味をもった方は、あなたの話をよく聞いてくださるはずです。あなたはそんな人をどう思いますか？　自然に好みますよね。それは、患者様との関係でも同じです。

患者様のお話に耳を傾け、よく聞いて差し上げることで、人間関係の基盤が出来上がります。

3　聞き上手とは？

もう少し、スキルアップをはかるのであれば、耳を貸すというニュアンスの「聞く」から、心を開いて、相手に耳と心の両方を傾けて「聴く」を意識してみてください。

「傾聴」といい、無心になって相手の言い分を聞き入れます。

相手は、自分のすべてを受け入れられ、包み込まれたような心地良さ・安心感・信頼感が生まれます。これをラポールの心境といいます。

この状態になれば、必ず相手とより良い関係がつくれます。患者様に限らず、よい関係になりたいと思う方がいたら、ぜひ「傾聴」をしてみてください。

実は、この行為、あなたも自然に行っているのです。思い出してみてください。今、あなたがお付き合いしている人や、嫌われたくないと思う人に……ねっ！

ぜひ、今日から意識して、患者様へも積極的にやってみましょう！

患者様との関係がさらに、グレードアップしますよ！

きっと仕事も楽しくなるはず！

その他、相手の話を聞くには、いくつかの大事なマナーがあります。

①相手のペースに付き合う

②うなずく、あいづちを打つ、繰り返す

③共感する

④短い質問をする

この四つが上手な話の聞き方で、実践で面白いほど役に立ちます。なかでも〝質問〟はきわめて有効なツールですので、次に質問について取り上げて補足説明をしておきます。

4　短い質問がポイント！

〔悪い例A〕

患者様「昨日、京都に行ったんです」
あなた「そうですか！……」

〔悪い例B〕

患者様「ケーキを買ってきました。皆さんでどうぞ」
あなた「ありがとうございます」

誠実に聞く姿勢があっても、患者様の言葉にこれだけの受け応えでは、少し寂しいですね。会話がつながりませんし、もう少し患者様はお話をしたいかもしれません。

上手なコミュニケーションは、相手のお話をよく聞いて、共感し、短い質問があると最高です。

たとえば、こんなふうです。

〔良い例A〕

患者様「昨日、京都に行ったんです」
あなた「京都ですか。素敵ですね！　ご家族でいらっしゃったのですか？」
患者様「うん。実は、昨日は妻との銀婚式でもあって、記念に京都旅行をプレゼントしたんだ」
あなた「わー、本当に素敵ですね！　奥様も喜ばれたのでは？」
患者様「そうだね。とても喜んでくれて……。たまには夫婦水入らずも、いいよね！　普段できない会話もはずんだよ」

〔良い例B〕

患者様「ケーキを買ってきたよ。皆さんでどうぞ」
あなた「ありがとうございます。とても嬉しいです。大津様も甘いものがお好きですか？」
患者様「そうなんだ。実は、甘いものも辛いものも大好き……。というか美味しいものを追い求めてしまうたちで……。だから、歯医者さんにもお世話になっています」
あなた「私も食べるのは大好きです。幸せな気持ちになりますよね！」
患者様「そうそう！　わかる、わかる！　食べることって幸せにつながっているんだよね！　今度また美味しいものを買ってきますね！」

あなたのひとつの質問から、患者様がハッピーな気持ちになって、こんなに豊かな会話に発展しましたね。そして、素敵な共感ワールドができました。

これが、お話を聞くときの気持ちのよい空気です。空気は意識してつくっていくものです。こんな幸せで楽しい空気をつくり出せるあなたは、キラキラ輝く、デンタルスタッフであること間違いなしです！

5　ギブ&ギブ&ギブン

私は、人間関係の基本はギブ&ギブ&ギブンだと思って生きています。

ギブ&テイクの精神はあまり好みません。なぜって、自分がしたことに対して、相手に見返りを求めるような気がしてしまうからです。

自分ができることを精一杯に表現します。相手に与えて、与えて、与えて……そうしているうちに、自分のほうが与えられているのだな～って、豊かな気持ちに気づくことができます。

相手に何かを与えられる、その環境が自分にあること自体、とっても幸せなことだと感謝できるのです。幸せは自分の心が決めます。今の自分の心が清らかで、たくさんのものに感謝して生きることができたら、私はとっても幸せな気持ちになります。

さらに、その**幸福感が大きくなるときは、自分の幸せを人と分かち合えたときです**。自分が持っているものを独り占めすることなく、人と分かち合うことで、豊かな気持ちを人と共有することができます。

患者様や院長先生、スタッフ間で、よりよい人間関係を求めるときには、この気持ちを思い出してみてください。

見返りなど求めず、ただひたすら、与えて、与えて、与えてみてください。

合言葉は、〝ギブ&ギブ&ギブン〟です！

6 愛される女性の習慣

1 愛される基本はなんといっても素直さ！

たとえば、人から注意や忠告を受けたとき、あなたはどのように受け止められますか？

「でも……」「だって～」「え～～～」

と否定的な受け止め方をしたり、自分は嫌われているのではないかと、マイナスに受け止めてしまうことも少なくないのではないでしょうか？

けれども、自分とは違うものの見方をしてくれる人の意見を生かすことは、私たちの人生においてとても大事なことです。

それを活かして自分の成長の糧にできることが、素直さだと思います。

忠告や注意も、「私のためにいってくださってありがたいな～」と思えると、素敵ですね。

また、それがほめ言葉であっても、素直にキャッチできていないこともあります。

たとえば、

「髪型変えたんだ～、素敵だね。似合ってるよ！」

といわれて

「え～～？　じゃあ今まで似合ってなかったってこと？」

なんて、ひねくれて受け止めているケースもよく拝見します。

これは、あなたの良いところを探してほめてくださった相手の方に、大変失礼だと思います。

この場合には、

「ありがとう！」

これ以外の返答はないと思います。

「そういってくれてとっても嬉しい！　あなたが一番初めに気づいてくれたね。ありがとう！」

こんなふうにほめてくださった相手の方をねぎらい、感謝する気持ちが表せたら、なお素敵ですね。

また、社会人になったあなたの成長や能力は、素直な気持ちがあるかないかに大きく左右されることになるのです。

素直な人は、スポンジが水を吸収するように、たくさんのことを吸収してどんどん伸びていきます。

少なくとも、自分よりも結果を出している人、社会で活躍されている人は、必ず学ぶ点があります。自分にはまだない、優れている点を持ち合わせています。

それが院長先生や先輩、患者様だったりします。素直さを持って、学ぶ姿勢があれば、多くのことを得るはずです。

セミナーを受けたり、本を読んだときに、

「すごくよかった。これを明日から自分の生活に当てはめていこう。早速、実行してみよう！」

と思うのが素直さです。

「そんなことといったって、現実は難しいし、私の状況は、この人（作者や講演者）と違うのよ〜」

そんな感じ方をすると、読書やセミナー参加の時間がもったいないです。時間のムダづかいになってしまいますね。

少しでも自分に欠けている部分を見つけて、人から学ぼうと誠実に一生懸命生きる、その姿そのものが素直さだと思います。

2　思いやりには想像力を！

思いやりこそが、女性ならではの最大の魅力でもありますね。

女性だからこそ、細やかな思いやりの心を持ち続けていたいですよね。

相手の方の笑顔やハッピーを想像して、自分の言動を意識して行うことが思いやりだと私は思っています。

さらに、最上級の思いやりを育てる方法を少しお伝えしますね。

それは、人はみな違う価値観や感情を持っているので、人によって嬉しいと感じる、感じ方が違うということです。

「元気ないね。今日はどうしたの？」

といわれて、嬉しく励みになる方もいらっしゃれば、その言葉がとても辛く感じてしまう状況の方もいらっしゃいます。

「頑張って！」

という言葉も同じです。

とってもとっても頑張っている方に、さらに「頑張って！」と伝えると、

〝まだまだ自分のやっていることは認められていない……〟

〝もっと頑張らなくてはいけないの？〟

と追い込まれた気持ちにさせてしまうこともあります。

普段はそれほど気にならない、思いやりを表す言葉として頻用している言葉が、すべての方にぴったり当てはまる優しい言葉ではないということを知るだけで、あなたの思いやりの心は深く育ちます。

頑張っている方には、「頑張ってね」よりも、

「頑張ってるね！」

「素晴らしい！」

「無理しないでね！」

のほうが、深い思いやりのある言葉になったりすることがあります。

元気のない方、悲しみが深い方には、言葉をかけるよりも、そっとして差し上げる気持ちや、温かく見守ること、待ってあげる勇気のほうが深い思いやりだったりします。

何かお声をかけるときには、ほんの数秒待ってみて、この言葉が本当に今の相手の方の状況に適切かどうかを考えてみる習慣を持つだけで、思いやりが本物になります。

〝本当に人に優しい人〟は、相手の方の状況や気持ちを十分考慮する、豊かでゆとりのある心の持ち主なのだと思っています。

ですから、日頃から相手の方を理解するよう心がけてみましょう。それが本当の思いやりを育てるトレーニングです。

相手を知り、理解することで、さらに人に優しくなれます。

相手の方が今どんな気持ちなのか、どんなことを要求されているのか、どんな言葉でハッピーを感じていただけるのか、どうしてほしいのか、そんなことにいつも想像力を働

かせていると、あなたの内面の魅力にさらに磨きがかかり、そんな内面磨きが女性として輝く秘訣の一つです。

3　名刺を持って自分を表現する

一人の素敵な女性として、院内のほか、社会でもキラキラ輝いたあなたでいていただきたいものです。

●セミナーを受けに行く……

●パーティーに参加する……

●勉強会に参加する……

素晴らしい出逢いが、これからのあなたを待っています。

勉強したり、向上しようと前向きに生きているときには、あなたと同じように頑張る素敵な仲間が自然に増えるときなのです。

だって、この世の中は同じ波動を引き寄せ合ってできているのですから……。

初めて会った方に、自分を紹介するときに必要なのが、名刺です。

名刺は自分を表現できる、もっとも身近でもっとも適したツールです。大人の社交の場では、大活躍する素晴らしいツールです。

〔図表4〕　名刺の表と裏を活用し、自己表現

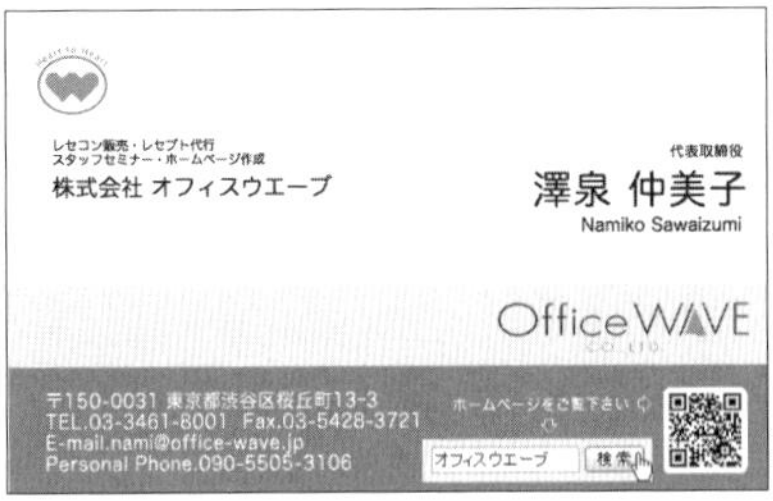

名刺表面

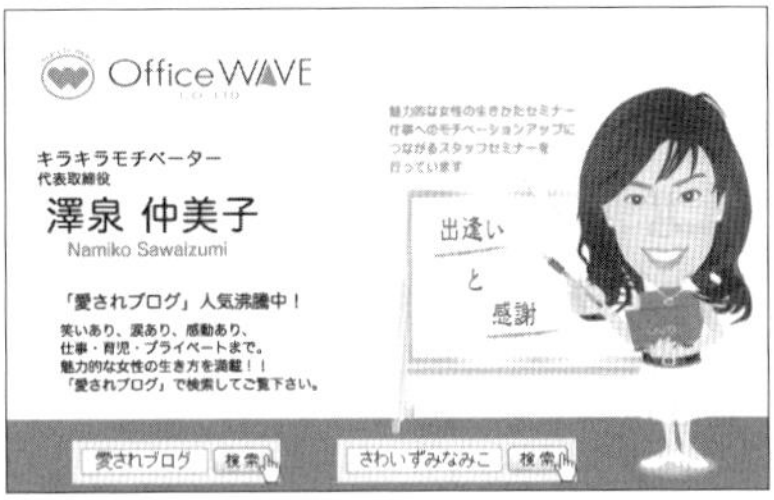

名刺裏面

院内でのお仕事では、名刺を活用されているケースは少ないのですが、一人の女性として、また素敵な女性のたしなみとして、ご自身の名刺を用意してみてください。

これは内面磨きの一つですから、ぜひ自分のお給料で投資してみてください。それほどお金をかけなくても作れます。ハンドメードもおすすめです。

小さな紙に、自分を精一杯表現してみてはいかがですか？名刺ひとつで、あなたの人となりが伝わるものができたら、とっても素敵ですよ。初めてお会いした相手の方への印象もばっちりです！

私は〔図表4〕のように、名刺の表と裏を活用しています。

◆裏面を利用することで、表現が2倍できる。
◆似顔絵を入れてインパクトと親近感を伝える。
◆生活信条を入れることで、私の人となりを伝える。
◆自身のブログのご案内と検索ワードの誘導で、さらに自分を知っていただく機会を得る。

◆会社のホームページのご案内で、会社をより深く知っていただく。

◆企業イメージカラーのピンクを使用することで、企業イメージを強く残すとともに、自分のイメージも作っていただきやすい。

愛される素敵な女性をイメージして、自分を表現できる名刺をぜひ作ってみてくださいね！

4　愛される女性の挨拶

挨拶なんて当たり前のようですが、あえて、いわせてください。

社会人の常識といわれる挨拶ですが、当たり前のようでも、素敵な挨拶ができる人、またそれが習慣となっている人は、それほど多くいないものです。

挨拶に、上司も部下もありません。先輩も後輩もありません。年上も年下も関係ありません。

いつでも、どんな時でも、笑顔で〝自分発〟です。

挨拶をするときには、職場でなにか別の作業をしていたとしても、いったんその手を止め、顔を上げて、目と目を合わせて行います。

毎朝、職場の方と、必ず目と目を合わせた挨拶ができていますか？

ついつい忙しいと、背中越しで挨拶をしてしまったり、気分が優れない日には、挨拶から笑顔が消えていたり、何かの作業をしながら、挨拶をしていたり……

そんなことはありませんか？

挨拶は人とのつながりの要の部分です。

常に、自分発！　元気で本当に気持ちの良い挨拶を交わし合っている組織は、必ず成功しています。

その逆もあります。

その日の気分に左右されることなく、プロとして、そして愛される女性として、誰からも愛される挨拶をしてください。

5　名前を呼ぶ習慣

私は、両親が付けてくれた、自分の名前をとても大事にしています。

〝人と人との間で美しく生きる子〟で〝仲美子〟（なみこ）といいます。

〝仲良きことは美しき哉〟――武者小路実篤のこの言葉から名づけられたそうです。

両親のその想いをとても大切にしているので、私は人との関わりやご縁をことのほか大切にしてきました。

私のような、名前にこだわりをお持ちでない方もいらっしゃると思いますが、それでも人は、自分の名前を大切にしているものです。

たとえば、郵送物で自分の名前が間違えて記載されていたら、あまり良い気分にはなりませんよね。

名前とは、自己重要感を高める大切なものなのです。

愛される女性は、相手の方のお名前を覚えて、その方のお名前をたくさんお呼びします。

「佐藤さん、こんにちは、この前の治療の部分はお痛みありませんでしたか？」

「近藤さん、今日新しい義歯ができてきてますよ！　楽しみですね！」

「田沼さん、お疲れ様です」

まずは相手の方のお名前をお呼びしてから、お話しすることで、親近感がわき、相手の方との距離もぐっと縮まります。

また相手の方は、

「自分のことを、覚えてくれてたんだ」

と温かくハッピーな気持ちになります。

診療室にお呼びするただ1回のお名前では少なすぎます。

歯科医院だったら、患者様が来院してからお帰りになるまで、5、6回はその方のお名前をお呼びしてください。

今までの関係からぐっとグレードアップするのがわかります。

まずは、挨拶から！

いつもの「おはようございます」を「阿部さん、おはようございます」

「どうぞお大事に！」を「中島さん、どうぞお大事になさってください」

に変えてください。

6　本を読む習慣

1ヵ月に何冊の本を読んでいますか？

できるだけ、仕事に活かせたり、自分の成長につながる本が良いのですが、小説や雑誌などもいいと思います。


本は素晴らしい成長ツールです。しかも、費用は立派なビジネス書でも1冊千円から二千円くらいですよね！

自己投資としてとらえるならとっても安い投資です。それでいて、得るものは計りしれないのです。


「この本に出逢ったから、今の私がある」

「この本に勇気づけられた」

「この本に救われた。自分が変わるきっかけとなった」


数々の成功者や素敵な方々に、本を通して会うこともできます。会話だってできちゃいます。

私は、本を読んで深く感銘を受けたときには、著者へお手紙を書いたり、時には直接会いに行ってしまうくらいです。そこから、素敵なお付き合いが生まれたりすることもあるのです。

やっぱり人生は素晴らしいですね！

最低でも月に1冊の本を読んでみてください。

習慣にすると、もっと読みたい！　という気持ちが出てきて、たくさんの本を自然に読めるようになれます。体が欲してきますから！（笑）

最初は負担にならないように、通勤時間や入浴時間を利用するといいですね。

私があなたにおすすめするのは、次の本です（99ページ）。

数ある本の中から、働く女性に元気やキラキラを与えてくれる本を厳選してみました。

この中の一つでもいいので、読んでみてください。ぜひ自分のお給料の中で自分への投資として購入してくださいね。

人から与えられたものでは、そこから得ようとすることが限られてしまいます。一生懸命働いた自分のお金で買うからこそ、自分の血肉となって、活かせるものとなるのです。

自分自身の成長のため、より輝く女性へのステップアップとして、ぜひ投資してみてください。絶対、何倍にもなってあなたの身に返ってきますから！

〔図表５〕　**筆者がおすすめする本ベスト13**

●『インディでいこう！』勝間和代著／ディスカヴァー・トゥエンティワン

自立して働く女性にぴったりの本。勝間さんの著書の中では非常に読みやすく、むしろ貴重な本です。働く女性として共感や元気がもらえます。

勝間さんがまだ「ムギ」という通称で呼ばれていた頃の本で、フレッシュでイキイキする表現で満たされています。

男女とも憧れる女性像について、具体的なノウハウが語られ、楽しく一気に読めます。

●『コドモ界の人』石坂　啓著／朝日新聞社

お子さんをお持ちの方には是非！　必読です。

とくに、初めてのお子さんで育児の方向性に悩んでしまうようなとき、助けてくれます。私も何度も救われました。

フワ～と温かく、育児に対して穏やかな気持ちにさせてくれます。

子どもの視点や子どもの世界を見ることで、大人の既成概念が変わります。子どもが愛おしくてしかたなくなります。

数多い育児書の中で、私がバイブルのようにしていた本です。

●『大切なキミに贈る本』石井裕之著／祥伝社

潜在意識のメカニズムを活用して、人の言動などを解説しながら、多くのなぞも解き明かす石井氏。その言葉にはかなり説得力があります。

潜在意識？？　とっつきにくい言葉かもしれませんが、どうぞ先入観を外して、トライしてみてください。

石井氏のメッセージはとても優しく、表現力豊かで、伝わりやすいです。

●『人を動かす』D・カーネギー著／創元社

世界的な超ロングセラー。初版は1936年。何度も版を重ねた驚異の名作です。読書の習慣がある方におすすめします。現代の古典、人生のバイブルとして、私は深くこの書を愛しています。

人との関係のすべてが、この１冊に収まっているといっても過言ではありません。私はこの書から多くを学びました。

●『天国体質になる！ 仕事を楽しむ52の秘訣』鶴岡秀子著／講談社

物凄くパワフルな女性企業家で、「伝説のホテル」の設立のため１人で、20人分の仕事をこなしたという著者。

仕事に悩んだり、思うような成果が出せないときに、読んでみてください。天国体質という考え方が私は大好きです。

●『鏡の法則　人生のどんな問題も解決する魔法のルール』野口嘉則著／総合法令出版

「すべては自分の中にある」

「人のせいにしない」

短編でわかりやすい物語形式で書かれています。

読んでいくと、この世の中が鏡のようにできていることが納得できます。

多くの人が、涙を流した感動の本です。

●『社会人として大切なことはみんなディズニーランドで教わった―そうか、「働くこと」「教えること」「本当のサービス」ってこういうことなんだ！』香取貴信著／こう書房

著者が、ディズニーランドで初めてのアルバイト体験をする中で、数々の失敗や気づき、そこから、リーダーになるまでに、成長していく様が、イキイキと描かれています。

舞台がディズニーランドなので、とても興味深く読めます。

ここには、サービスの真髄が詰まっています。

歯科医院でも、活かせる、勉強できることが書かれています。

皆さんで読んでいただきたい一冊です。

●『一番になる人』つんく♂著／サンマーク出版

たくさんの女性を光り輝かせることができる、魔法使いのようなつんく。もちろん魔法ではありません。彼の努力や考え方や感謝の気持ちが、周りの人を輝かせるパワーになっているのです。それを証明している本です。

彼は「一番になる人」と自分の違いを追及しました。

「一番になる人」を注意深く観察し、そこから多くを学んでいます。そして実践してきました。

また、それは誰にでもできることだと断言しています。

しびれるメッセージがたくさんあります。

●『どんな仕事も楽しくなる３つの物語』福島正伸著／きこ書房

輝いて仕事をしている人の、仕事に対する考え方の共通項を教えてくれる本。優しく、温かい気持ちにしばらく包まれます。

著者が出逢った、３人の人が教えてくれた、感動のエピソードが紹介されています。たくさんの輝くヒントがあります。

「つまらない仕事はありません。仕事をつまらなくする考えがあるだけです」という言葉が印象的です。

●『こうして私は世界No.2セールスウーマンになった』和田裕美著／ダイヤモンド社

和田さんの本は、若い女性には、非常に読みやすく、わかりやすい内容です。失敗だらけの著者が、数々の難関を乗り越えて、世界No.2のセールスウーマンになったサクセスストーリーですが、涙も笑いもあって楽しく読めます。

彼女のガッツや思考に、眠っていた何かが目覚めるはず！

●『僕が君に魅かれる理由―「感性のいい女性」になる42の法則』中谷彰宏著／三笠書房

感性について、これだけ語れる男性は、中谷氏をおいて他には知りません。

男性視点で女性の感性を語るのが、唸らせられます。超説得力あり。女性でも気づきにくい点をずばり指摘！

女性として、とても勉強になります。

中谷氏の本は、大人の素敵な女性に近づけるための魔法がかかっているようです。

●『患者さんの心と信頼をつかむコトバづかいと話し方』山岸弘子著／クインテッセンス出版

歯科業界で働く女性スタッフには必読書だと思います。

これだけ、現場志向で具体的に、言葉づかいをアドバイスしている本はありません。

言葉のルールのみならず、プラスアルファの心づかい、女性としての嗜みなども丁寧にアドバイスされています。

新人からベテランスタッフまで、幅広い層に役立つマニュアル本です。この本を活用しているあなたは、患者様のファンが増えること間違いなしです！

●『チーズはどこへ消えた？』スペンサー・ジョンソン：著／門田美鈴：訳／扶桑社

とっても、薄い本なので、すぐ読めます。内容もシンプルです。

主役は２匹のねずみと２人の小人。それぞれが別々のキャラクターを持ち、問題に挑みます。

今の自分自身を冷静にとらえることや、仕事や家庭環境で悩んだときのヒントが、ぎゅ――っと詰まっています。

シンプルがゆえに、実に奥深さがあり、「激動する今を生き抜くこと」について、これほど真髄を突いて伝える本は他に思い当たりません。

読みやすいので、医院全員で読んで、ミーティングで話し合ってみることもおすすめします。

7　好かれる人よりも必要とされる人

人の目や評価を意識しすぎて、人から好かれよう、良く見せよう！　と懸命に努力をなさる方がたくさんいらっしゃいます。

外見のおしゃれや言動など、好かれようと思って頑張れば頑張るほど、相手に媚を売るようになってしまいます。

媚を売るとは、立ち場の低いものが、高いものに対して行う行為です。そのため、好かれようとする努力が、どんどん相手との距離を広げてしまったり、上下関係をさらに作ってしまうのです。

それでも、人から好かれたい！　愛されたい！　ですよね！

どうしたら、いいのか？

それは、相手から好かれようと思わずに、相手から必要だと思わせる存在になる努力をすればよいのです。

「あの人は素敵だな～」

「あんなふうになってみたいな～」

「あの人の意見を聞いてから決めよう！」

いつもキラキラ輝き、イキイキはつらつとしたあなたの表情や言動が人の心を動かします。

「あんな人になりたい！」

〔図表６〕　**手書きのおハガキサンプル**

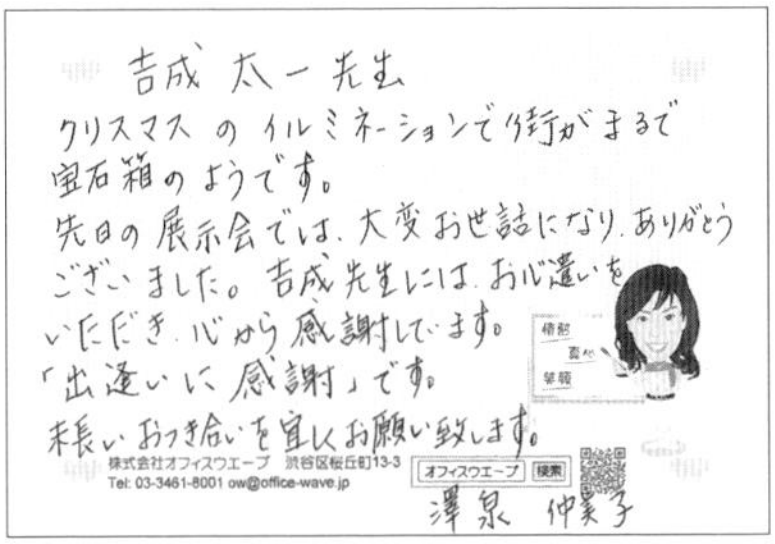
吉成 太一先生
クリスマスのイルミネーションで街がまるで
宝石箱のようです。
先日の展示会では、大変お世話になり、ありがとう
ございました。吉成先生には、お心遣いを
いただき、心から感謝しています。
「出逢いに感謝」です。
末長いおつき合いを宜しくお願い致します。
株式会社オフィスウエーブ　渋谷区桜丘町13-3
Tel: 03-3461-8001 ow@office-wave.jp
オフィスウエーブ　検索
澤泉 仲美子

初めて会った方へのご挨拶のハガキ。

初めて会った方の印象をひと言書き添えると心が伝わります。

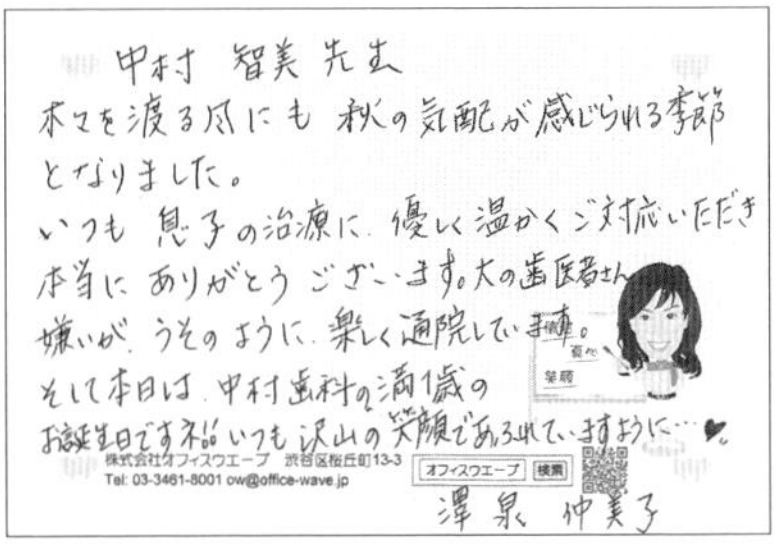
中村 智美先生
木々を渡る風にも秋の気配が感じられる季節
となりました。
いつも息子の治療に、優しく温かくご対応いただき
本当にありがとうございます。大の歯医者さん
嫌いが、うそのように、楽しく通院しています。
そして本日は、中村歯科の満1歳の
お誕生日ですネ!! いつも沢山の笑顔であふれていますように…
株式会社オフィスウエーブ　渋谷区桜丘町13-3
Tel: 03-3461-8001 ow@office-wave.jp
オフィスウエーブ　検索
澤泉 仲美子

お世話になっている歯科医院様へのお礼のハガキ。

相手の方の大切な日を一緒にお祝いする気持ちをいつも持っています。こちらの医院様は１歳のお誕生日を迎えました！


そう思わせる自分でありたいものです。

仕事も交友関係も恋人同士の関係も家族関係もみんな同じです。

背筋をピンと伸ばし、胸を張ってキラキラパワーを出していきましょう。

8　感謝の気持ちを形にする

「お礼状」がすらすら書ける女性になりましょう！

ありがとうの気持ちを持ちながら、感謝して生きる！

ギブ&ギブ&ギブンの精神を伝えました。

さらに、それを形に表現することがもっと大切なことです。

それは、どれだけあなたが相手のことを大切に思っていても、深い感謝の気持ちを抱いていても、あなたの心の中は相手に伝わらな

古川 千枝子様
拝啓 雨に濡れた紫陽花がひときわ美しい季節です。
一雨ごとに、夏に近づいてきているのですね！
ご無沙汰しております。その後、お口の様子はいかがでしょうか。
新しい義歯を装着してから、半年が経過します。
お困りのことやご不便に感じることはございませんか？
古川様は長く、義歯にご苦労なさったとお聞きしていましたので
当院で新しく装着した後の様子が気になっておりました。
小さなことでもいつでもご連絡下さい。
古川様から、町内会のお祭りや行事のお話をお聞きく
するのがとても楽しみでした。
またぜひ聞かせて下さいね。

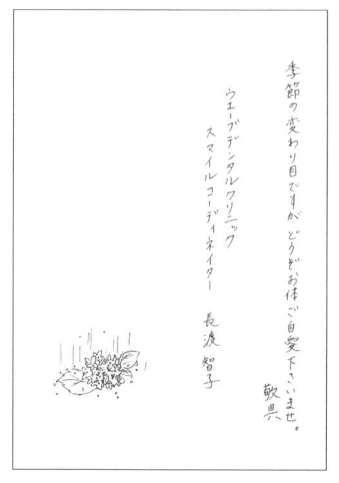

季節の変わり目ですが どうぞお体ご自愛下さいませ。
敬具
ウエーブデンタルクリニック
スマイルコーディネイター 長渡 智子

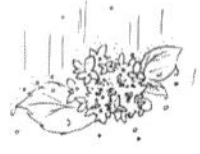

治療後のフォローのお手紙。
治療が終わっても、装着した義歯やセット物などのその後のケアを、お電話やお手紙で伝えましょう。

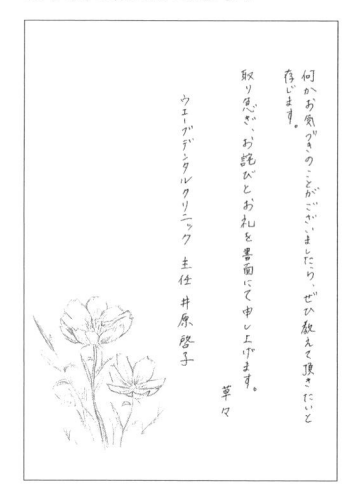

石河 正幸様
前略 いつもお世話になりありがとうございます。
先日は、石河様をご不快なご気分にさせてしまい、本当に
申し訳ありませんでした。
石河様のおっしゃる通り、こちらの対応に配慮が足りませんでした。
もっと注意深く、心を込めて対応に当たるべきでした。
早速スタッフが集まって、ミーティングを行いました。
佐藤様のご指摘が当医院の課題でもあることと、改めて
気付くことが出来ました。
アドバイスを頂き、とてもありがたいことだと感謝いたします。
今後もスタッフ一同、心を込めて誠実に、患者様と向き合って
まいります。

何かお気づきのことがございましたら、ぜひ教えて頂きたいと
存じます。
取り急ぎ、お詫びとお礼を書面にて申し上げます。
草々
ウエーブデンタルクリニック 主任 井原 啓子

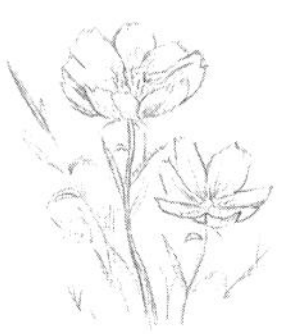

クレームの患者様へお詫びのお手紙。
クレーム対応は、直接患者様の顔を見て行うのが原則。さらに、お詫び状をお出ししましょう。クレーマーの患者様が医院のファンに変わったりします！

〔図表７〕　手書きのお手紙サンプル

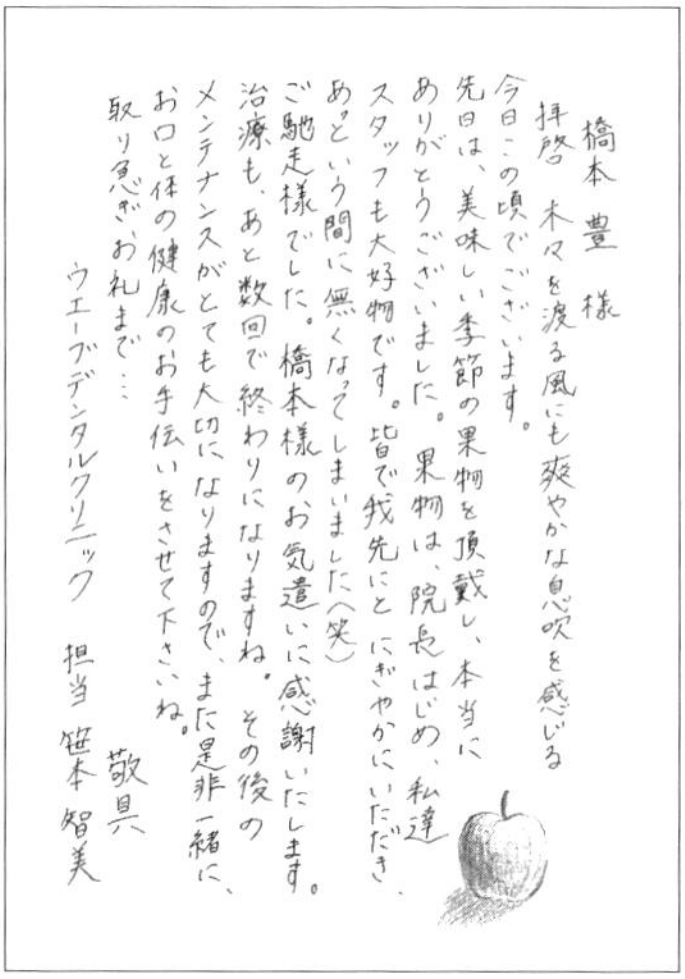
橋本 豊 様
拝啓 木々を渡る風にも爽やかな息吹を感じる
今日この頃でございます。
先日は、美味しい季節の果物を頂戴し、本当に
ありがとうございました。果物は、院長はじめ、私達
スタッフも大好物です。皆で我先にとにぎやかにいただき、
あっという間に無くなってしまいました（笑）
ご馳走様でした。橋本様のお気遣いに感謝いたします。
治療も、あと数回で終わりになりますね。その後の
メンテナンスがとても大切になりますので、また是非一緒に、
お口と体の健康のお手伝いをさせて下さいね。
取り急ぎお礼まで…
敬具
ウエーブデンタルクリニック　担当　笹本 智美

いただき物をした患者様へのお礼状。
口頭でのお礼は必ず必要ですが、より丁寧に感謝の気持ちを表すなら、断然手書きのお手紙です。

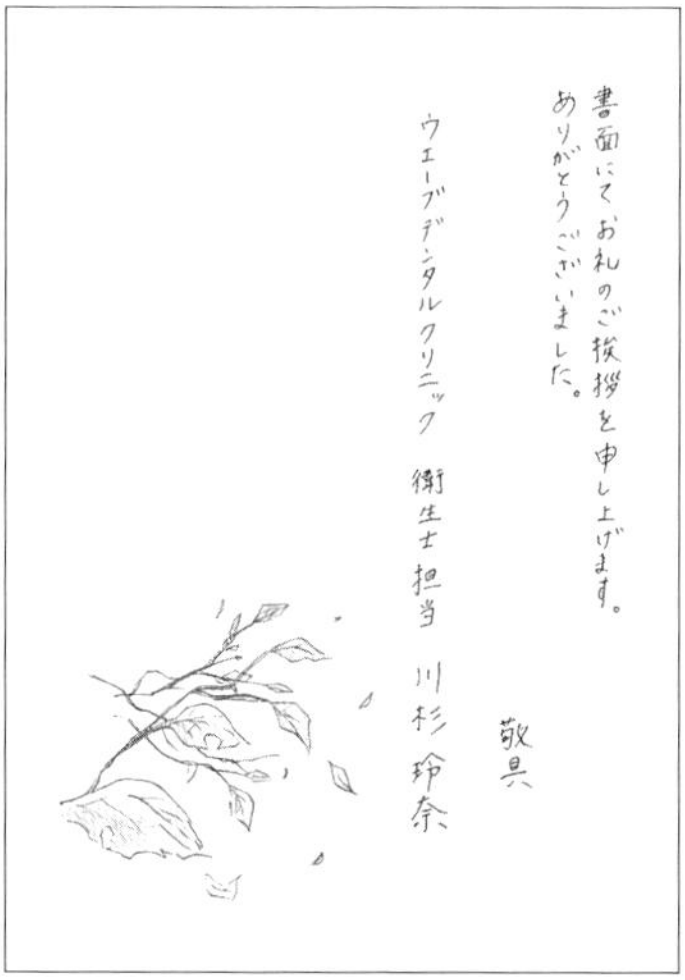
書面にてお礼のご挨拶を申し上げます。
ありがとうございました。
敬具
ウエーブデンタルクリニック　衛生士担当　川杉 玲奈

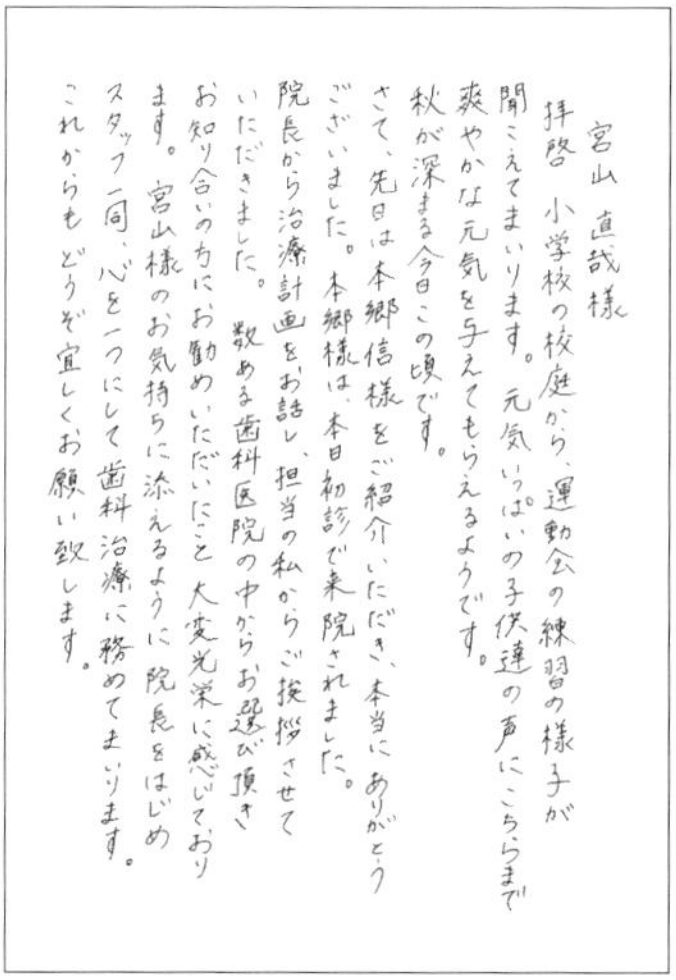
宮山 直哉 様
拝啓 小学校の校庭から、運動会の練習の様子が
聞こえてまいります。元気いっぱいの子供達の声にこちらまで
爽やかな元気を与えてもらえるようです。
秋が深まる今日この頃です。
さて、先日は本郷信様をご紹介いただき、本当にありがとう
ございました。本郷様は、本日初診で来院されました。
院長から治療計画をお話し、担当の私からご挨拶させて
いただきました。数ある歯科医院の中からお選び頂き、
お知り合いの方にお勧めいただいたこと大変光栄に感じており
ます。宮山様のお気持ちに添えるように院長をはじめ
スタッフ一同、心を一つにして歯科治療に務めてまいります。
これからもどうぞ宜しくお願い致します。

ご紹介をいただいた患者様へのお礼状。
ご紹介いただいた方の様子をお伝えし、感謝の気持ちを伝えましょう。

いことが少なくないからです。

あなたの心の中の感謝を、具体的な形に現すことで、ようやく相手の方にあなたの想いが伝わります。


一番おすすめなのが「お礼状」です。

●患者様から、手土産をいただいたとき
●患者様から紹介をいただいたとき
●数ある歯科医院の中から、あなたの歯科医院を選んでお越しいただいた患者様へ
●患者様から温かな言葉をかけていただき、とても励みになったとき

そんな時、すぐにお礼状を書いてみましょう。

現在は、気持ちを表現するツールとして、メールが主体となっています。

そこで、あえて手書きのハガキや封書で、感謝の気持ちを綴ることをおすすめします。

手書きの書面は、それだけで心が込められた、温かな印象を与えます。相手の方のハートに響きやすいのです。

実際に始められるとわかりますが、これはそれほど簡単ではありません。〝ありがとうの気持ち〟を形に現すことは、意外と難しいようで、周囲でも実践できている方はあまり多くは見かけません。

だからこそ、価値があるのです。

だからこそ、それを受け取った方は、感動するのです。

誰にでもできることではありません。

だからこそ、チャレンジして、それを継続することで、女性としてさらに感度に磨きがかかるのです。

●初めて名刺交換した方
●セミナーの受講者
●いただき物をしたとき

このような時に、必ず私はペンを執って、お礼の気持ちをしたためています。

そして、最後に季節やその時代背景に合う記念切手を、それも曲がらないように心を込めて貼り、ピカピカに磨かれている郵便ポストを選んで投函します。

大切な人を想う気持ち、出逢いに感謝する気持ち、ありがとうの気持ち、それを私なりに表現し続けています。参考になれば幸いです。

7 幸せな思考をする

1　能力の差は考え方の差

私は、能力の差は技術やキャリアだけでは決まらないと思っています。能力の差をつけていくのは、その人の考え方にあるのです。

どれだけ技術やキャリアが積まれていても、他人を尊重したり、感謝の気持ちがもてない人では、周囲からの評価や支持がなくなり、周囲の協力が得られないので、本当の成功者にはなれません。

・人に感謝する思考をもっている人

・本当のプラス思考をもっている人

その思考そのものが、能力の差になります。だからこそ、誰にでもチャンスが生じます。

2　チャンスの前髪神様

「幸運の女神には前髪しかない」

「幸運の女神の前髪をつかめ」

という言い回しを聞いたことはありますか？

これは、西洋の格言に由来する言葉です。チャンスの神様は、前髪しかない、横も後ろも髪の毛がないということ。後ろ髪がないということは、背後からはつかめないのです。

そうです！

真正面からチャンスがやってきました。自分に近づいてくる、そのときに、正面の前髪をすかさずつかみ取らなければなりません。通りすぎてしまってから、慌ててつかまえようとしても、チャンスの神様は横にも後ろにも髪の毛がないから、つかむところがない！もう手遅れなのです、という真理を表しているのです。

チャンスは、人に平等に与えられます。それに気づける人、気づけない人、気づいたときに、しっかりつかめる人、うまくつかめない人……その差なのです。

そして、チャンスは、ピンチのときにこそ、訪れるものなのです。悩んだり、ちょっと上り坂で苦しいな～などと感じるときこそ、チャンスの神様が向こうからやってくるときです。

ピンチのときこそ、心を静め、チャンス

〔図表８〕　前髪神様

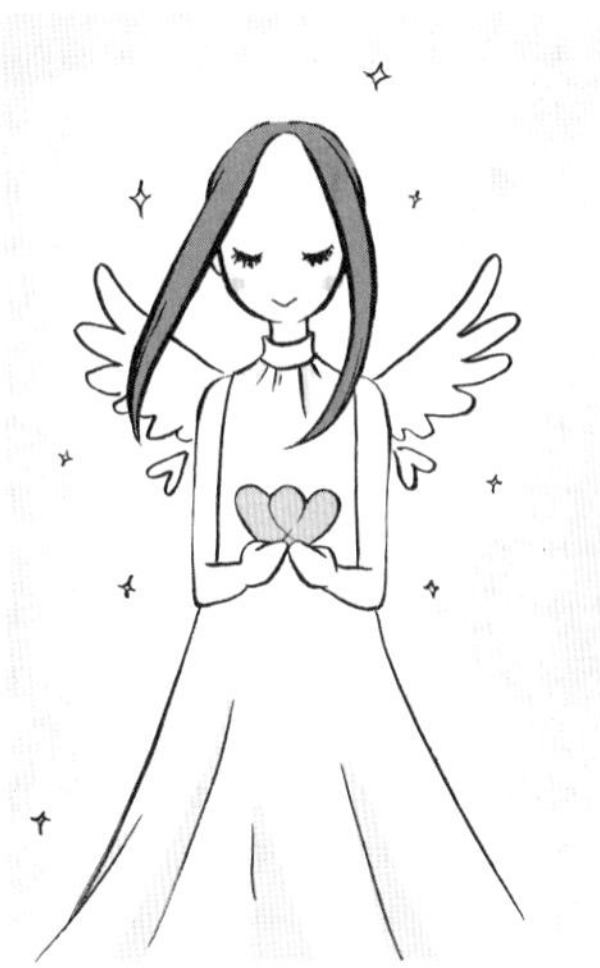

の前髪神様をしっかりキャッチできるように、準備をしてくださいね。

3　本当のプラス思考

〝ポジティブシンキング〟とか〝プラス発想〟とか、最近よく使われますね。

日頃から私たちも、気持ちを明るく前向きに！って思って生活していますよね。

では、本当のプラス思考ってどういうものなのでしょう。

「今日、患者様の対応に失敗しちゃって落ち込んでいるんだ〜」

「大丈夫だよ、ドンマイ、ドンマイ、気にしない！　気にしない！　明るく行こう！」

「そうだね。失敗なんて忘れて元気出して頑張るぞ〜！」

これって、プラス思考でしょうか？

ちょっと違います。もちろん元気なのは素敵です。でもこれでは、ただただ〝テンションが高いだけの人〟で、失敗を活かして、学ぼうとしていませんし、この失敗から成長が見られません。

本当のプラス思考とは、失敗やうまくいかない体験の中から、反省し何かを学び、そこから新しい何かを生み出し、活かそうとする考えと姿勢です。

マイナスの状況の中で、プラスの考え方ができたり、プラスの環境に変えていくことができる力です。失敗から学んで活かすことのできる人が、プラス思考の持ち主です。

「患者様との対応に失敗して、患者様を怒らせてしまった」

原因はアポイントのミスで、ダブルブッキングさせてしまったことです。後悔しても始まりません。それなら、今後このようなミスをしないために、予約帳の書き方を工夫したり、患者様への確認を慎重に行ったり、どうしたら自分のミスを防げるようにできるのかを考え、別の行動に変え、実行できる人がプラス思考をもった人なのです。

4　「どっちを見るか」はあなた次第

いつもネガティブで、卑屈な人が時々います。彼らの特徴は、このプラス発想ができない人という点です。

物事をマイナスにとらえることの天才なのです。言葉の使い方のところで「事実は一つ、とらえ方は二つ以上」と伝えました。物事にはすべて表と裏があるからです。

表面を見るのか、裏面を見るのか、両方をバランスよくとらえることができるのか？ということです。

人も同じですね。みんな良い部分と悪い部分をもっています。

どんなに良い人といわれる人だって、必ず短所をもっています。また、どんな悪人にも、良い部分が必ずあります。

私は、人を見るときには、良い点だけを抽出して見るように心がけています。悪いところを見ていったら、きりがありません。グチも多く、人生がつまらなくなります。

悪いところには目を向けず、良いところを探す習慣が大切です。良い部分が見つけにくい場合、プラス発想の訓練をすることをおすすめします。

・暗い人………きっと今充電しているんだな〜
・神経質な人……繊細でデリケートなんだ！
・けちな人………お金の管理がしっかりしていて、お金持ちかも!?
・几帳面な人……しっかりされていて、うらやましい
・嫌味な人………頭の回転が速くて、きっと頭が良い方なんだわ！

簡単に決めつけないで、ものの見方を工夫してみましょう。角度を変えてみましょう。

5 考え方で過去を変えられるとしたら？

「人生は思考でできている」

まさにそう実感しています。

そして、この考え方を変えることで、過去を変えてしまうこともできます。

ちょっと不思議な感じがしますね。でもこういうことです。

当然、過去に起こった事実を変えることはできません。ただし、過去の出来事の受け止め方を、今のあなたが変えれば、過去の出来事の意味が変わってきます。

あなたに必要があって起こったことで、その過去の出来事をあなたが今に活かせれば、辛い出来事や思い出が、良い出来事に変わるのです。

たとえば、思い出すのも辛いような出来事が過去にあったとします。大失敗をしてしまい、先生に叱られ、友達からも大顰蹙《ひんしゅく》を買う——長い間その失敗はトラウマになっていました。

けれども、その痛い経験から、もう二度と同じような失敗を繰り返すことなく、今に活かせば、その過去の辛い出来事は、あなたの成長に大きく貢献したことになります。まさに怪我の功名です。

恨んでしまっていた当時の先生や友達も、ありがたい存在に変わるのです。

このような考え方ができず、いつまでも、恨んで悔やんで、過去の失敗をトラウマとして引きずっていくか、それはあなたの思考次第というわけです。

思考とは、過去も未来も変えてしまうほど、あなたの人生に大きく影響するものだったのです。

だから物事のとらえ方、考え方がとても、とても大事になってくるのです。

6　エジソンの思考

エジソンは、１００００回以上の失敗を繰り返しても、絶対にあきらめず、たった１回のひらめきで発見を生んだといわれています。

ですから、〝失敗を恐れない〟という教訓の代名詞のように、エジソンが登場しますね。

でも、この話はもっと奥行きのあるものなのです。

エジソンはこんな言葉を残しています。

「これは失敗ではない、大成功しない方法を発見しているのだ」と。まさに素晴らしいプラスの発想転換ですね。私は、こういう思考こそが天才を生んだと思います。

7　キラキラ感は情熱から生まれる

情熱こそが、あなたをイキイキはつらつに輝かせる、内面からにじみ出るエネルギーです。どんなに優しく素直な人でも、情熱がないと、イキイキと輝いて見えないのです。

情熱とは、失敗を恐れない勇気やチャレンジ精神です。

●素敵な本に巡り合った
●素晴らしいセミナーを受講した

素直な心をもつあなたは、感動して〝よし明日から頑張るぞ～！〟と思う……。大事なのはここからです。

思うことは、それほど難しくないことです。これを行動に移す勇気と実行力が、とても大切なのです。

考えたり、悩んでいるうちに、結局、一歩も前に進めずに終わってしまうことが少なくありません。

これは、現状維持とはいいません。こんな情報化社会の中で、あなたが一人何もしないで動かないというのは、実は後退していることなのです。周りは、黙っていてもどんどん前に進んでしまっているのですから……。勇気を出して、体を一歩前進させる、具体的な行動をとる、当然行動を起こせば、風を感じます。

その風は追い風のときもあるし、向かい風のときもあります。向かい風のときには抵抗を受けるかもしれません。それが問題や障害にぶつかったときです。でも、具体的に動いているのですから、何も障害物がないほうが不思議です。問題にぶつかったときは、自分が試されているときです。問題ばかりにフォーカスして、ナーバスにならないようにしましょう。

こんな時こそ、発想の転換をしてくださいね。

前述したように、あなたがぶつかった壁は階段の第一歩。次へのステージに上がるために用意された階段なのですから、目を背けず、登ることにチャレンジしてほしいのです。

失敗のない成功なんてあり得ません。失敗をすることで、心にたくさんの免疫ができます。人間は、この免疫で強くたくましく、さらに優しくなります。ですから、たくさん失敗して、免疫力をたくさんもつ人こそが、人間味のある魅力的な人なのです。これこそが情熱だと思います。

レストランのウエイターは、お皿をたくさん割ってしまう人ほど、出世するといわれています。それは、人よりもたくさんのお皿を持とうと努力したり、人よりも多くの仕事をこなしたいという情熱から、欲張ってお皿を必要以上に持つことで、結果的には割ってしまうケースが増えるのです。

お皿を割るのは、けっしてほめられることではありませんが、意欲の薄い人、怖がってチャレンジしない人よりも、ずっと素敵だし、確かにこういう情熱をもって、前向きにひたすら頑張って行動する人が大成するのだと納得できますね。

8　情熱を保存する方法

情熱や強くて熱い感情は、残念ながら時とともに、やがて冷めてしまいます。それは致し方のないことです。

でも、まったく消えてなくなるわけではありません。姿や形を変えて、末永く保存しておくことは可能です。それは、感情を形に変えて、行動し続けることです。

たとえば、お礼状を書く、キャリアアップを目指してセミナーを受講する、本を読む、気持ちのよい挨拶をする、笑顔の持続にチャレンジする……など。

このように、具体的な形に変えておかないと、強い感情のまま、長期にわたり保存することは不可能です。

72時間（３日）ルールがあります。「何かやろう！」と決心したときに、72時間以内にそれに着手をしないと、一生、やらないままで終わってしまうというルールです。

愛されキラキラ輝くスタッフセミナーの一部をご紹介しました〔48ページ参照〕。今のあなたに響くメッセージはどれでしょうか？　それを感じてくださったら、ぜひ72時間以内に、形に変えてみてください。あなたらしさが出ているやり方が素敵なのです。

キラキラセミナーの詳細は弊社ホームページをご覧ください。１千名を超えるデンタルスタッフやドクターが、感動体験をなさっています。受講風景や、受講スタッフやドクターの直筆のアンケートも多数掲載しています。また、女性力を活かした歯科医院経営をテーマにした、歯科医師向けセミナーを行っています。

お問合せ、資料請求は左記までお願いします。

㈱オフィスウエーブ
TEL03-6265-0081　FAX050-3488-6182　e-mail：ow@office-wave.jp
ホームページ：オフィスウエーブ　検索　または http://www.office-wave.jp

私が個人的にすすめるブログ開設は、自分自身の成長のためのものです。また、言動をうながす最良のツールです。

開設のポイント5：グチや中傷はいわない！

良い思考を起こすために、良い言動が必要です。まずは、良い言葉です。だから、私はブログには一切のグチ・不平不満・中傷を書きません。そこに焦点を当てると、書きやすいブログになるかもしれません。コメントも集まりやすいものになるかもしれません。

しかし、この部分に響いて、集まってくる人たちを対象にしたブログでいいでしょうか？

この世の中は、引き寄せ合ってできています。良いものは良いものに、悪いものは悪いものに、自然に引き寄せ合ってできているのです。

素敵なブログを開設するためには、必ず良い言葉、パワーのある言葉をたくさんつかい、マイナスの言葉を排除することが必須です。

私のブログでは、育児ネタの次に、恋愛観・結婚観などを綴ったものに高い人気がありました。そのひとつを紹介します。

【澤泉仲美子の愛されブログより】

2007年6月29日　恋は落ちるもの

「素敵な人と素敵な恋愛をしたい」

クライアントのスタッフさんから相談されました。久しぶりの恋愛相談です。

彼女は、好きな人に積極的にアプローチすべきか、待つべきか、真剣に迷っていました。

恋は来るものでも、行くものでもない。

ましてややってくるのを待っていたり、積極的にゲットしにいくものではない。

恋とは「落ちるもの……」なのです。

それも、ある日突然、落ちるものなのです。

いつ落ちるの？　それはわかりません。でもきっと自分自身が輝いているときではないでしょうか？

輝きっていつ放つのかしら？

女性の場合は、やはり充実した仕事をしているとき、目標を持ってそれに向かって懸命に生きているとき……そんなときじゃないかな？

素敵な出逢いや恋愛が、その辺りにころがっていないかと、自棄になって生きるより、自分自身の向上や成長のために、セミナーを受けたり、本を読んだり、仕事に励んだりしていたら、きっと素敵な恋愛があちらからノックしてきますよ。

と彼女にはそっと囁いてみました。

感じてくれたかな？

自分自身の向上なくして、相手にだけ高望みするのは違うよね。自分の成長をどこかにおいていて素敵な人を待ち侘びるのも違うよね。

いくら待っても自分の理想の人はやってきてはくれません。

自分自身が素敵な人になることが一番の早道。

素敵な人は、素敵な人と恋に落ちるものです。


（澤泉仲美子の、人気！愛されブログは、 オフィスウエーブ 検索 で、代表者のブログからご覧になれます）

第4章

愛されてキラキラ人生

1 私の大きなステップ

ここで、私の簡単な自己紹介をさせていただきます。

株式会社オフィスウエーブ代表取締役の澤泉仲美子です。私の会社は、平成12年に設立し、デンタルスタッフ育成、レセプト関連業務（医療事務代行、レセプト請求指導）などを行っております。

起業のきっかけとなったのは、まさに歯科助手時代の月６００枚にも及ぶ手書きのレセプトだったのです。

駆け出しの私は、弱虫・泣き虫のレッテルを貼られた歯科助手でした。

そんな私が、今では素晴らしいたくさんのお客様とスタッフに恵まれ、業界ナンバー１企業へと成長中です。

うぬぼれて一番といっているのではありません。お客様との人間関係の深さがナンバー１企業だと自負しているのです。

歯科助手のひとりの女の子が、人が驚くようなステップを踏んでこれたのは、強い想いがそこにあったからだと思います。

その想いとは、本書で綴らせていただいた「人に愛されたい想い、人を愛したい想い」だったのです。

人に愛されたいから、人を大事にしてきました。

人に愛されたいから、自分を大事にしてきました。

人を大事にするということは、自分の与えられた環境や出逢いを大事にすることです。

環境や出逢いを大事にするということは、今を一生懸命生きることです。

今を一生懸命生きるということは、仕事や人生としっかり向き合って懸命に努力することです。

今、あなたの向き合っている仕事は、私が大切にしてきた歯科医院での仕事です。社会貢献しながら、患者様から愛され、感謝していただくような素晴らしい仕事です。

クレームや注意を受けて落ち込んでいるときには、発想の転換をしてみてください。

失敗ばかりでしょげていたら、エジソンの逸話を思い出してください。

自分の人生を絶対にあきらめたくなくて、こうして私は乗り越えてきました。

いつかきっと、いつかきっと……。

そんな不屈の精神で懸命に頑張ることで、道が開けると思うのです。

2 時には女優のように

歯科助手を現場で経験した後、母校からのお声がけもいただき、三幸学園日本歯科助手専門学校に教員として勤務しました。

クラス担当を受け持たせていただき、教科は医療事務と秘書学の担当をしました。

教壇の上に立ったのは、わずか21歳。

教師の経験はまるでありません。社会経験すらほとんどないといっていいでしょう。医療事務も秘書学も、教壇に立つ1ヵ月前に検定を受け、さらに猛勉強。とにかくその場に足を入れてから、必死に努力する――そんなハードな毎日だったのです。

まさに〝背水の陣〟ですね。〝火事場のばか力〟といったほうがよいかもしれません。やるしかなかったのです。

そういう状況に自分を追い込んで、そして自分の能力を最大限引き出すしかなかったのです。自分のもつ能力よりも、はるかに高いものを求められていました。けれども、せっかく与えられたチャンスを活かしたい一念で、絶対にあきらめませんでした。

ですから、必死で努力したのです。21歳という遊びたい盛りの年頃でも、友達や彼と遊ぶ時間はほとんどもてませんでした。生徒が帰ってから、明日の授業の準備、電話での生徒指導、休日はセミナーや読書、授業の予習復習で終わりました。

仕事漬けのような毎日でしたが、そこには〝全身全霊で生きている〟という、何ともいえない心の開放感があり、感覚が研ぎ澄まされていくのがわかりました。心と体が瑞々しく生き返ったような感覚でした。「生きているってこういうことなんだ……」という充実感で満たされていました。

時には女優のように、少し背伸びをして別の自分のキャラクターを演じてみるのも、自分を成長させる愛（アイ）テムです。

この時の私の背中を押したのは「はったり」だったのです。

21歳、社会経験も少なく、ましてや人にものを教える経験など皆無でした。若輩者で未熟な私。人に歳を聞かれたら、不甲斐ない自分の年齢を伝えるのが、申し訳なくて、つい「30歳！」なんて、逆サバを読んで伝えていました。

嘘をついて人をだましているのとは違います。人生経験を豊富にもつ30歳を演じることで（はったりをもたせる）、「できる自分」を演じていたのです。

演じることで「できるかも……」「そうだ！　できるんだ！」と、繰り返し自分自身に言い続けました。言い続けることで、「できる意識」が脳の中の潜在意識に刻み込まれていきます。

その結果、本当にできる自分に導いてくれたのです。なりたい自分を演じてみることで、本当に環境が変わります。ですから、正々堂々とあなたも女優になってみてくださいね。

以来、私はずっと30歳を通し、今では若い女性キャラ役を演じ続けています（笑）。

人は、自分の中に〝できる、できない〟を判断する基準ラインをもっています。この基準ラインを用いて、自分がチャレンジできるものかそうでないかを、いつも判断しているのです。

「私には、このハードルは高すぎる……」

「ちょっとこの仕事は無理かな……」

とせっかくのチャンスを逃してしまったり、やる前からあきらめてしまったりしていることがありませんか？

チャンスは、みんなに平等に分け与えられています。まずはそれに気づくか気づかないか？　気づいたら、しっかりチャンスをつかめるか、つかむ前に〝無理かも信号〟を送って見送ってしまっているか……。

自分の基準ラインを、少しずつでも引き上げていくことを意識してみると、チャンスが活かせます。ちょっと無理してでも、チャンスをつかんでトライすることが、必ず成長につながるはずです。

3 ピンチがチャンス！

私の半生を振り返ると、私の原動力は、いつもピンチのときに生まれてきました。苦難や悲しみの果てから、見える光を私は見逃しませんでした。また、人はどん底を経験すると、気持ちがスーッとラクになってきます。だって、今がどん底ならもうその下はないのですから……。あとは上がるだけです。あなたにも、悩みがありますね。人って強い人ばかりではありません。むしろ人は弱い生き物なのです。

悩んだり、傷ついたり、悲しんだりするのは当然のこと。生きている証拠です。挫折感を味わうことも、これからの人生でいく度となく訪れるでしょう。その挫折感を感じるということは、前向きに生きている証拠です。

そこで、問題や障害と出会ったときの解消法をお伝えします。

私たちは、誰もがその魂にしたがって、自分が本当に成長するために必要なものを、自分が引き寄せているといいます。

ですから、「**問題はすべて自分の心の中にある**」のです。

環境や人のせいにせずに、まずはじっくり自分自身を見つめてみてください。

今の〝問題〟と思っていることは、今の自分にとって大事なメッセージです。本来必要でないことは、自分の周りには起こらないのです。

次に、バードアイを思い出してください。

そうです！

「目の前にある壁は、もっと高いところから見たら、壁じゃなくて階段になっている」

これは、さらにあなたが成長するために用意された人生のステップなのです。

ピンチと遭遇したら、これが人生のステップ、チャンスがもうすぐそこにきている合図です。

ですから〝**ピンチがチャンス！**〟になるのです。

自分の持っている基準ラインを少しだけ引き上げて、人生のステップを登りましょう。必ず登れます。

最初の一歩のエンジンが、なかなかかからないときには、気分転換するのもおすすめですよ。

憧れのブランドのワンピースを身にまとって街に出てみましょう。その素敵なワンピースが似合うあなたを演じて、ちょっと背伸びをして歩いてみるのです。背筋をピンと伸ばして、素敵な言葉づかいで、素敵なレストランで食事をする……。

そうすることによって、不思議と自分の身の丈が背伸びしたものに合うようになってきます。〝やってみよう！〟とか〝よっしゃ～〟という力が湧いてきたりします。

そんなことを繰り返すうちに、あなた自身が本当に磨かれてグレードアップしていくのです。

素敵なあなたが、たくさんの人たちから愛され、素敵な出逢いに恵まれ、さらに仕事が大好きになり、人生がキラキラ輝く……すべてがよい循環になっていきます。きっとなります。

〔図表９〕　輝くデンタルスタッフ

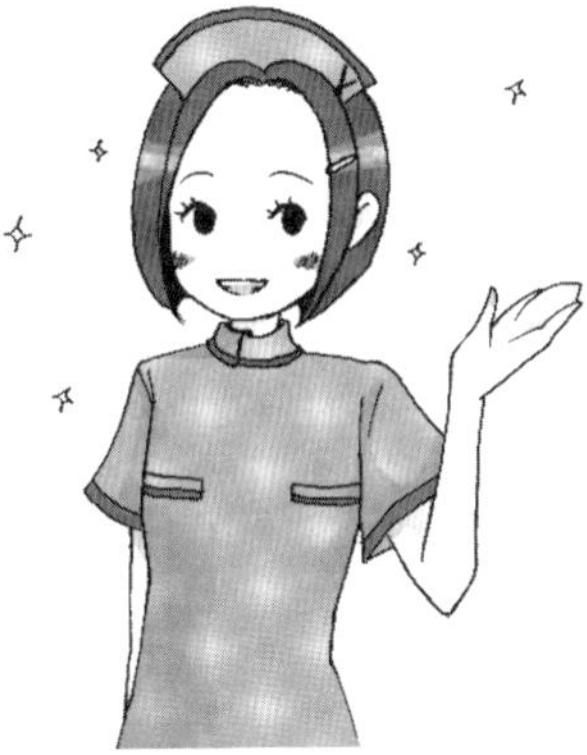

自分の人生をあきらめないで、一生懸命生きていきましょう。

ピンチなときこそ、チャンスがそこまできていることを忘れないでくださいね！

チャンスの神様は前髪だけしかありませんよ。

チャンスの神様の前髪をしっかりつかめるように、チャンスの到来をキャッチできる感度を高めていきましょう。

4 人は必ず〝巡り合う〟

引き寄せ合っているのは、物や環境、そしてもちろん人間関係においても同じです。

本来、自分に必要でないものは起こらないように、あなたの周りの人も、必要でない人とは巡り合わないようになっているのです。

この世の中は、鏡のようになっています。今のあなたの周りや環境は、あなたを映し出す鏡です。だからこそ、ご縁があり大切にしなければなりません。

出逢いやご縁に感謝の気持ちをもっていると、またすぐに素敵な出逢いが訪れます。

「あなたの夢はなんですか？」とお聞きすると、多くの方は、

「素敵な人と出逢って、素敵な家庭を持ちたい……」

とおっしゃいます。とても素敵な目標だと思います。

ところが、実際は「待っていても、探しても、なかなか素敵な人に巡り合えない……」

という、ご相談をいただくことも少なくありません。

ここで、私から素敵なプレゼントをさせていただきますね。

それは、あなたが望む素敵な人に早く会える方法です。

これは、おまじないでも占いでも何でもありません。

世の中の自然の摂理であり、大原則でもあることです。


では、始めましょう！

あなたが理想としている方を具体的にイメージして、紙に書き出してください。わがままになって、書いてください。多ければ多いほどいいのです。

それでは、私の理想を書いてみます。
●優しい　●行動力がある　●頼れる　●お洒落　●仕事ができる
●感謝の気持ちを持っている　●精神的に自立している　●家族を大切にする
●エネルギッシュ　●アクティブ　●子ども好き　●親を大切にする
●情熱的　●いつも笑顔　●健康的　●いつも穏やか　●浮き沈みがない
●人気者　●気を使わせない　●誠実　●スポーツマン……

欲張りでしょう（笑）。あなたも、書いてくださいね！

書けたら、始めますよ！　まずはそれを、切り取って、手帳に貼ってください。

あとは実行あるのみ！

「何を？　どうするの？」っていいたくなりますね。

まずは、あなたが具体化した自分の理想とする人になってみるのです。

紙に書いた条件を自分自身が満たすことによって、あなたが求める理想のパートナーが引き寄せられます。

素敵な人に出逢いたいのなら、あなたが素敵な人になることが一番の近道です。この世の中は、素敵な人に素敵な人が、自然に引き寄せられる仕組みになっているからです。

誰からも愛される素敵なあなたに、もう一つだけお願いがあります。

それは、今の環境や周囲の人への感謝の気持ちを持ち続けていただきたいのです。感謝ができる人に、感謝した分の幸せがやってきます。

人生は本当に素敵な神様からの贈り物です。「生きることっていいな～」「素敵だな～」「ありがたいな～」……そう思いながら生きていると、これからたくさんの素敵な出逢いがあなたを待っていることでしょう。

明日が待ち遠しくなりますね！

キラキラした人生を歩んでください。

愛されるあなたであるために、人を大事にしてください。

愛されるあなたであるために、自分を大事にしてください。

人とは、今、あなたに与えられた環境でもあります。

あなたがいつまでも愛される女性で、あなたの人生がキラキラ輝いていますように……。

《第4章のまとめ》

1　今の自分よりも背伸びをして、女優を演じることが大事！
　→身の丈がそれに合うようになってきます。

2　自分の基準ラインを少しずつ引き上げていく！

3　チャレンジ精神を忘れてはいけない！

4　ピンチがきたら、すぐにチャンスがやってくるサイン！
　→ピンチを喜ぶくらいの気持ちで臨もう！

5　出逢いと縁を大事に！

6　理想の人と巡り合う究極の方法は、自分が求める（理想とする）キャラクターになるよう行動する！

7　感謝の気持ちをもって朝を迎える！

8　感謝の気持ちをもって一日を終える！

9　今日は素敵な日！　明日はもっと素敵な日！

Break time ブログを開設しよう！⑥

開設のポイント6：ブログを通じて、女性として大切な感性を磨き、普段の立ち居振る舞いもワンランクアップさせよう！

いざ、ブログを書こうとすると、何を書いたらいいだろうか？　と、とても悩んでしまいます。多くの方が目にしてくださっていると思うと、あまりにもくだらないことは書けなくなります。ブログの掲載には、写真も重要アイテムです。ランチやディナーを紹介するとなると、食事に気をつかうようになります。話題づくりに、読む本が多くなったり、映画や流行のドラマ、ニュースに耳聡くなります。ブログの掲載時には、見たもの触れたものに自分の感性や考え方を伝えられるようになります。

そのため、日頃の行動に感度を研ぎ澄ますようになり、それに身の丈が合うようになるので、自分自身のラインが高くなり、それが成長につながります。ブログで表現力を磨きながら、同時に感度も磨かれるのです。

ブログの開設を通して、女性としてとても豊かな感性や習慣を身に付けることができるのです。

とても素晴らしい、スキルアップツールです。ぜひ活用してくださいね。

【澤泉仲美子の愛されブログより】

2007年8月25日　お洒落な人

お洒落な人
お洒落な人の条件の一つとして“正しい姿勢で歩く人”が挙げられます。

パリの女性って、なんであんなに颯爽としてお洒落で素敵なの？ 実際には日本の女性のほうが髪型も服装も持ち物も気を使えていると思うのに……。

パリと日本の女性の差、それが歩く姿勢です。

胸を張って、背筋を伸ばし、顔を上げて、腕を振りモデルみたいに颯爽と歩いている人。

そんな人が本当のお洒落で素敵な人ですね。

私のように40代に突入すると、一般的には中高年の悩みが出てきます。

けれども私の体が贅肉知らずで、体質も体形も変わらず、人から不思議がられるのは、いつもこの歩く姿勢を意識しているからかもしれません。

特別なダイエットなんかしたこともないです（朝のフルーツ健康法は３年以上続けていますが……）。

３歳から20年間続けたクラシックバレエの影響もあります。

そこで、バレエで習った姿勢をワンポイントレッスンしますね！ 立つ姿勢です（電車の中や信号待ちで実践を！）。

1．頭のてっぺんに糸がつけられ、上からその糸が引っ張られている感じ。
2．肩の力は抜いて下げる。
3．胸を張る。
4．お尻にピンと力を入れる。
5．足のつま先はやや外向き、かかとはやや浮かし気味

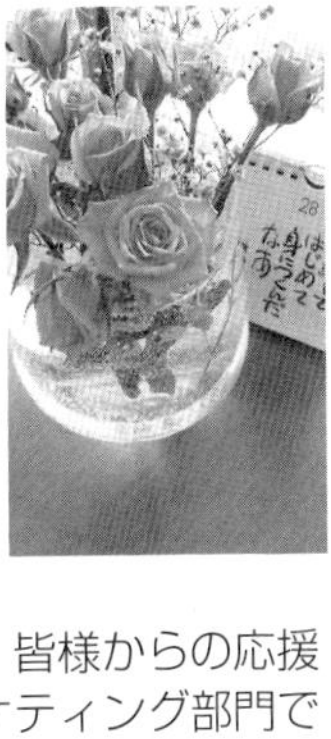

以上この５点を意識してみて～
堂々として、自信に満ちているように映り素敵なあなたに早変わり！
そして、外見の美しさは内面にも伝わるはず。
もちろんダイエット効果も期待できますよ！

いつも、ブログをご覧いただき、ありがとうございます。皆様からの応援とクリックが私の元気のもとになっています。経営・マーケティング部門で上位ランクインしました。現在６位です。

（澤泉仲美子の、人気！愛されブログは、［オフィスウエーブ］［検索］で、代表者のブログからご覧になれます）

第5章

さらなる輝きを求めて……

1 愛されるよりも、もっと大切なこと！

ここまで、読んでいただいたあなたに、心から感謝します。

本書には、たくさんの大切なメッセージが書かれています。ここまでお付き合いいただくのも大変だったことでしょう。本当にありがとうございます。

ここまで読みすすめてくれた大切なあなたへ、私の感謝の気持ちを込めて、特別なメッセージのプレゼントをします。

私は本書で、

〝愛されるために一生懸命生きよう！〟

〝仕事と懸命に向き合い努力すると、愛されるキャラになって、幸福感が得られる〟と伝えてきました。けれども、もっともっと幸福感を感じることができる本当に大切なことがあります。それを最後にお伝えしたいと思います。

それは、愛されることを求めるよりも、どれだけ人を愛せるかだったのです。

人から愛されるために、自分が成長する努力も大切ですが、

人を愛するために、自分がまず何ができるのか！

それを追い求めていくことが、仕事や人生においてとても大切なことです。

人を愛することが、どれだけ素晴らしいことなのか！

それを知った人が、もっとも人生を幸福に生きられる人だと思っています。

人を心から愛するということは、見返りを求めない愛を持ち続けることです。

そうです！　ギブ＆ギブ＆ギブンの精神です。

見返りを求めることなく、与えて、与えて、与え続けた結果、自分自身が、かけがえのないものを与えてもらっているのです。

けれども、どうしても私たちは見返りを求めたがります。

「こんなに頑張っているのに、どうして報われないの？」

「こんなに尽くしているのに、どうしてわかってくれないの？」

「だったら、やるだけ損！　思うだけ損！」

とかく、このような思考に陥りがちですよね。このように思うときは、あなたの愛はまだまだ力が弱いときです。成長過程にあるときです。

ギブ＆ギブ＆ギブンの精神を思い出してください。

相手に求める前に、自分が相手に何ができるのか、何を与えることができるのかを一生懸命考えて実行してみてください。

与えて、与えて、与えて、自分自身が与えられるのです。

2 愛することがわからないあなたへ

「人を愛する」こと自体、あまり実感がわかないとおっしゃる方がいるかもしれませんね。

人をうまく愛せない方へ、〝愛する力〟の基礎代謝を高める方法を、私から三つご紹介させていただきます。

一つめは〝自分を受け入れること〟です。

自分の良さも悪さも丸抱えで、好きになってみることです。人をうまく愛せないという方の多くは、自分もうまく愛せないという方が多いのです。

二つめは〝どうしたら、自分や人を愛することができるのか？〟についてお話しします。

まずは、自分や相手の弱い部分を受け止めてあげることです。

そして、その弱さを、いとおしく、かわいい！　と思ってうまくお付き合いします。

自分を愛せない多くの方が、

「自分が好きになれる部分がない。良いところが見つけにくい」
とおっしゃいます。

弱かったり、ずるかったり、至らなかったりするのが人なのです。

良い結果を出せた自分や、評価をもらった自分だけを好きになるのではなく、自分そのものの存在を、認めてあげてください。

自分以外の人に対しても同じことです。

相手の存在そのものを認め、相手の弱さをしっかり受け止め、弱さとお付き合いすることです。

それが自分や人を、愛する力を鍛える方法です。

愛する力を鍛える方法の三つめは、〝感謝して生きる習慣をつけること〟です。

日々の小さな物や事柄に感謝をして生きることです。

食事をするときに、

「ありがとう」

「ありがたいな……」
と感謝します。

仕事をしているとき、

「仕事があること自体ありがたい」

「たくさんの人と巡り合えるこの仕事は最高！」

と感謝します。

夜遅くにコンビニで買物をするとき、深夜のアルバイト店員さんに対して
「ありがとう。あなたがいてくれるから、必要なものが買えた！」

と感謝します。

お水を取り替えてくれたレストランのウエイトレスに、

「スゴイ！　気が利く人！　ありがとう」

と感激し喜んでみます。


何気ない日々の生活の中で、感謝できることを探して、たくさんの「ありがとう」をいってみましょう。些細なことでも、意味の深さをあえて考えたり感じたりして、心を込めて生活することです。

少し大袈裟に喜んだり、それを表現してみることが大切です。

このような感謝する習慣で、愛する力が強化されていきます。

3 愛することの素晴らしさを知る

たとえば彼にダイヤモンドの指輪をプレゼントされたら、天にも昇るくらいの喜びを感じるかもしれません。

高級フレンチレストランの食事をご馳走してもらったら、彼への愛が一気に深まったりもしますね！（笑）

彼や夫には、

〝こうして欲しい〟

〝こんなふうに愛を表現してくれたら幸せ〟

などと求めてしまいますね。

自分の想いや気持ちを、素直に表現し伝えることは素敵なことです。けれども、これらはすべて求めた愛の形です。

そう、これは〝見返り〟を求めている愛の形だと、今のあなたなら気づいていることでしょう。

たとえば、こんなふうに思えないでしょうか？

「ただ彼を想うだけで幸せ」

望んでばかりいる愛から、このような相手を想う愛に変えたら、今よりもずっとずっと豊かな幸せに包まれます。

「彼のことを思うと、それだけで胸が高鳴り、とっても幸せな気持ちになれる……」

「夫や子どもの喜ぶ顔を想像するだけで、ワクワク豊かな気持ちで満たされる……」


それが、あなた主導の考え方です。


「患者さんの笑顔を見るとほっとする」

「痛い苦痛から、解放してあげたい」

「〝お洒落で素敵ね！〟といわれるよりも、〝あなたの心づかいに感動した！〟といわれたい」


人に何かを与えたい、役に立ちたい、大切な人の笑顔を守りたい……

このような気持ちこそが、人を愛することです。

この気持ちが医療界を支えています。

私はこの本を書いている期間、ずっとずっと温かな幸福感に包まれていました。
それは、この本の先に、大切なあなたの笑顔が見えたからです。
大切な人を笑顔にしたい……
大切な人に優しくしたい……
困った人を助けたい……
それらが、愛の本質だと思います。

誰か（何か）に貢献していることが、人としての喜びの本質です。
これが、愛することの幸せに満たされた状態なのだと思います。

この状態にある人こそ、キラキラ輝く素敵な人です。
本物の輝きを内にしっかり持っている人なのです。
輝く人の秘密は、ここにあるのです。
それが〝人を愛することの幸せに満たされていること〟です。

4 人生は最後に返すもの

あなたは、愛されて、この世に生まれてきました。

あなたに与えられた人生は、神様からの贈り物です。

ただし、生涯を終えるときに、あなたが生きてきた人生を、神様にお返ししなければなりません。

人生は神様から一時的に預かった、贈り物だから。

最後に、あなたは神様に何を返すことができますか？

ここでは、肉体やお金は通用しません。

お返しすることができるのは、自分が生きてきた〝生き様〟だと思うのです。

どんな生き様を刻みますか？

生まれたことに感謝して、精一杯、力の限り生き抜いてみませんか？

ボロボロになるまで、人生を生きてみませんか？

神様が貸してくれた人生だから、その人に乗り越えられない障害は神様は与えないと言います。だから、安心してあなたの人生を生き抜いてみてくださいね。

5 思いっきり生きてみる

第4章でお話しした、あなたの基準ラインを高めて、チャレンジしていきましょう。

その時に、

「ちょっと難しいかも……」

という心の声があるときは、気持ちがまだ強くなっていないときです。

弱気な気持ちがあるときは、チャレンジする前から、おおよその結果が決まってしまいます。

そうです。

良い結果が生まれません。

どうしたら、強い気持ちが持てるのでしょうか？

「私なら、きっとできる！」

と勇気を持って信じることです。人は無限の可能性を秘めているのですから！

そして、

「できたときに、どんなお祝いをしよう!?」

「誰と、その幸せを分かち合おうか？」

などと、成功したときのことでイメージを膨らましてください。

不安な気持ちにエネルギーや焦点を当てるのではなく、できる自分に焦点を当てていくと、自然と身の丈がついてくるようになります。


思い切った行動をしていきましょう。

思い切って行動しないと、結果を得ることが困難です。

思い切って行動しないと、痛みを感じます。

中途半端な気持ち、もしかしたら無理かも……という弱気な気持ちで起こした行動には、リスクや痛みが伴うことが多いのです。

疲労感も残ります。

〝絶対できる！〟

その自分をイメージして、強い気持ちで、思い切った行動をすれば、失敗なんてありえません。

私はそう言い切ります。

できる自分、可能性を持った自分を信じ抜いてください。

6 絶対あきらめない！

たとえば、好きな人に告白をしたことがありますか？

あると答えてくれる人が、たくさんいらっしゃいますね。

それでは、本当に理想的な異性に巡り合ったとき、その人にプロポーズをしたことがありますか？　そう聞いたら、ほとんどの方がノーとなります。

「そんな突拍子もないことできない！」「断られるに決まってる！」とおっしゃるかもしれません。

でも、人生はわかりません。いってもいないのに、チャレンジもしていないのに、勝手に「無理、無理」とあきらめていることがどれだけたくさんあることでしょう。

思い切って、行動してみましょう。信じる力を持って望んでいきましょう。ボロボロになって生きていきましょう。

私は数々の奇跡を人生で起こしてきました。ビジネス、出産、育児など、その時々で、人がおどろくような奇跡を起こしたのです。

なぜ、それができたのか？

それは、自分自身を、そして自分の人生をけっしてあきらめなかったからです。

さらにまた、この本を執筆中にも、素敵な奇跡に出逢っています。良縁に恵まれ、数ヵ月前に入籍をしました。

生まれた時からシングルで支えてきた息子に、生きる目標となる父親ができたのです。

もともと、夫が講師として活躍していた歯科経営セミナーを受講した私は、熱弁する彼から素晴らしいエネルギーとパワーを感じ、また人柄にすっかり魅了され大ファンになっていたのです。

私からは高嶺の花のような存在の彼に、勇気を持って告白したのはもちろん私です。

とはいっても、男性に告白したのは人生で初めての経験でしたが……（笑）。

もともと、私は弱くて自信の持てない人間だったので、好きな人に告白するなんて考えたこともありませんでした。

私は、そんな弱くて行動力のない自分を変えてきたのです。

なぜ、変えられたのか？　それは、変わりたいと強く思い、願ったからです。

たった一度の人生を絶対、絶対、あきらめたくなかったからです。

セミナーや読書で、たくさんのことを勉強し、素直な気持ちで取り入れてきました。

思考や、言葉の不思議な力と魔力を実感し、意識をして行動に移しました。

出逢いとご縁を大切にし、感謝と愛を持って生きていました。そして、なによりも自分自身の数多き失敗や挫折から、本当に多くのことを学び活かしてきたのです。

こうして私は、変わっていきました。

人は変わることができます。

絶対、絶対、あきらめない！という信念のもとに……。

たった、一度の人生です。あなたも思い切って行動してみてください。

ダメなときや結果が出ないときもあるでしょう。それは必要があって、今そのような境遇と自分が付き合うときなのです。そんな境遇も受け止めてあげればいいのです。

ナーバスに落ち込む必要はありません。マイナス体験をすることで、プラス体験の感動や感激がより一層味わい深いものになるのです。喜びもひとしおなのです。

必要な人や必要なものは、必要なときに必ず訪れます。

神様が貸してくれた人生だから、その人に乗り越えられない障害は、神様は与えないといいます。

だから、安心してあなたの人生を生き抜いてみてください。

7 次はあなたの番です！

私が起こした奇跡の一部を紹介しました。

本当は、もっともっとたくさんの奇跡がありました。別の機会にお話させてくださいね！

どうしたら、奇跡を起こせるの？　それはあきらめないことです。

思いっきり生きることです。人生を力の限り生き抜くことです。

そんな生き様の軌跡には、必要な結果が伴います。

次に奇跡を起こすのはあなたです。

あなたの番です。

今まで自信を持つことができなかったあなたなら、人に感謝しながら、愛を持って生きることで、豊かな感情と潤いを感じることができます。

発する言葉を意識して（言霊）思考を工夫すれば行動が変わり、希望に満ちた行動がとれるようになります。

その一つひとつがキラキラした自信につながります。

私ができたことです。

同じ人間です。

しかも同じ女性で、同じ業界で働いて、コンプレックスや劣等感をたくさん持っていた私です。失敗だらけの私です。

ねっ！　あなたと同じような女性でしょう！

私は、人生の扉を一つひとつ開いていきました。

周囲からは無理だと思われることも、強い気持ちでチャレンジし、クリアしてきました。

私ができたことです。あなたにできないことは、何もないのです。

勇気が湧いてきませんか？

きっと、きっとできますよ！

私は、とても温かく豊かな気持ちで、本書の執筆活動を行いました。

それは、あなたを想像しながら、キラキラ、ワクワクした気持ちで取り組んだ数ヵ月だったから！

私の想いを、全身全霊で一生懸命に綴ってきましたが、とうとう最終ページとなりました。

今、ジーンと熱い気持ちでいっぱいです（泣き虫なので、目頭が熱くなっています……）。

歯科助手から始まった私です。

結婚、離婚、出産、育児、シングルマザー、仕事との両立、再婚……飾ることなく等身大の私を表現してきました。

なぜなら、あなたに私との共通点をたくさん感じてほしかったから！

あなたと同じように、思い、感じ、仕事に向き合ってきた私だと知ってほしいから！

あなたにあきらめないでほしいから！

もっともっとキラキラ輝いてほしいから！

自分がダイヤモンドの原石だってことに気づいてほしいから！

みんな、みんなダイヤモンドなんだって証明したいから！

あなたのこれからの素敵な人生の中で、私のメッセージが多少のエッセンス効果となってくれたら、とっても幸せです。

キラキラ輝くあなたに、また逢える機会に恵まれますように……。


あなたも、歯科業界も、とっても大好きです。

私の大好きな、あなたと歯科業界の〝キラキラ〟を力強く応援し続けます。


ありがとうございました。心から感謝します。

《第5章のまとめ》

1　愛されるよりも、大切なことは〝人を愛すること〟

2　愛することで大切なのは〝ギブ＆ギブ＆ギブン〟

3　自分の良さも悪さも丸抱えで好きになる！

4　相手の欠点を可愛いと思えるようになったら、スゴイ！

5　人生を終えるとき、何が残せるのか？

6　思いきって行動してみよう！

7　中途半端な行動は、疲れる、痛い、結果が出ない

8　好きな人に告白してみよう！

9　自分の人生を絶対あきらめない！

10　必要な人や物は、必要なときに必ず訪れる！

11　あなたに必要ではないものは、この世に存在しない

12　愛と感謝で、思いどおりの人生を歩いていける！

Break time　ブログを開設しよう！⑦

開設のポイント7：感謝や頑張りを表現することで、気持ちがさらに伝わる！

たとえば、人への感謝の気持ちをブログで表現することで、さらに気持ちが伝わります。

スタッフの頑張りなどを公表することで、さらに目標意識が強まったり、モチベーションがあがります。

職場の仲間や知人の紹介も、改めて仲間の良さを新発見したり、じっくり仲間のことを考える機会を与えてもらえます。

ブログを通して、生活の中の小さな発見や感動が味わえるのです。

【澤泉仲美子の愛されブログより】

2007 年３月 15 日　月と太陽

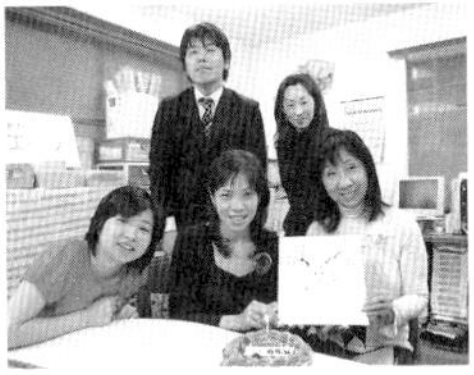

弊社オフィスウエーブの経理全般と、全体の統括を仕切ってくれている素敵な女性、井原の誕生日のお祝いをしました。

井原は、いつも元気で社内を明るく盛り立ててくれています。自分のことよりも常に人のことを優先する優しい女性……

オフィスウエーブでは

みんなの母親役（教育係）としても大活躍なんです！

随分と若い母親ですが……！

社内からのプレゼントは、恒例になったケーキと色紙のプレゼント。

今回は、趣向を変えて、井原を表現するマインドマップを作ってみました。

井原のキャラクターや、皆からのお祝いの言葉は 360 度のマインドマップで表現してみました！

これ、とっても、いいですよ。

井原も感激してくれて、涙と鼻水でぐしょぐしょに……（笑）

これだけ喜んでくれるとやりがいある～こちらもとっても嬉しいです。

井原はとても素敵なことを言ってくれます。

「澤泉さんが太陽なら、私は月になって、反対側から、いつも光を当て続けています……いつも対となって……」

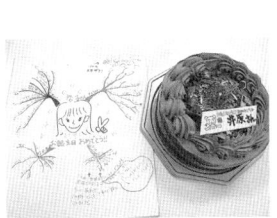

そんなことを、一緒に働く仲間に言ってもらえる私は、とても幸せ者です。

そして、井原だけではなく、チームの仲間がそれぞれ、とっても熱い気持ちをもっていつも、誠実に真摯に仕事に取り組んでいます。

私はこんな素晴らしいメンバーが揃う企業はそうそう、ないだろう！って自負しています。

誕生日会では他のメンバー達は、電気を消したり、バースデーソングを歌ったりロウソクを灯したり、心から、メンバーの大事な日を祝います。私の自慢のスタッフたちです。

長渡は二児出産後、産休に入っています。今野編集長は、外出中！

立花は、恥ずかしがり屋さんで写真撮影はＮＧです。

（澤泉仲美子の、人気！愛されブログは、 オフィスウエーブ   検索 で、代表者のブログからご覧になれます）

お礼を言うのは、もちろん私のほうです。


父と母の大きな愛情の傘下に、私と息子がいられるから、こうして一生懸命頑張れたのですから……。

私は一人なんかじゃなかったんですね。

素晴らしい感謝の気持ちを持っている父。

そしてそれを素直に、表現できる父。

素敵な人だと思いました。

感謝はしているけれど、面と向かって
「ありがとう」

と言うのは、とても勇気がいることです。

なかなかできることではないと思います。

まして、最も身近な家族なら、尚のこと。


見習うべき、もっとも身近な人だと思いました。


ありがとう！お父さん！

ありがとう！お母さん！


まだまだ息子にはたくさんの課題があるけれど、これは息子に限ったことではない。

私も課題だらけだ！

皆で頑張ろう！

希望をもって、毎日情熱的に私は生きていきます！

父のようにね！

きっと私の熱さは父親譲りなのでしょうね！


感謝を込めて……

（澤泉仲美子の、人気！愛されブログは、オフィスウエーブ 検索 で、代表者のブログからご覧になれます）

【澤泉仲美子の愛されブログより】

2008年１月３日　2008年おめでとう！（一部抜粋）

皆様、明けましておめでとうございます。

いよいよ2008年の幕開けですね。

穏やかな晴天に恵まれ、良いお正月です。

「やっぱ、正月は家が一番！」と家族の結論。

実家で過ごすお正月は、本当に和みます。

母の手料理（お節）は最高です！

一白水成は秋田のかおりちゃんが贈ってくれたもの。

『仲美子』と私の名前入り。普段は飲めないお酒もお正月は別！もう数日間、ヘロヘロ～状態です（笑）

突然父が、私と母に『話がある……！！』と、言われ、改まって正座。

父は昔から、威厳のある人で、お正月はお説教から始まるんです！

『あーあ～またか……、折角美味しいお酒に酔いしれてるのに～』と思って、黙って聞いていると、父が号泣し始めた。

（ちなみに、よく泣く父でもあります！）


「お前（母）と仲美子は、よくＲ（息子）をここまで育ててくれた……。小学校なんか行けないと心配していたＲが楽しく学校に通い、２学期末の学習発表会では、代表の言葉を言うなんて、俺は、感激して、感激して……

ずっとお前達に感謝してたんだ……

俺は何もできずに見守るだけだったけど、２人は本当によく頑張ったよ。本当にありがとう……」って……。

号泣しながら、声を震わせ、言葉にならない声で、私にお礼を言ってくれたんです。

頭を深く深く下げながら……。


私も身に詰まされ、感極まり、ワーーン、ワーーーンって、まるで子どものように泣いてしまいました。

いつもいつも、『この子には私一人しか居ないのだから、私が何人分も頑張らなくちゃ！』って気負っていました。

肩にすごーく力が入っていたと思います。

過去を振り返る余裕もなかったと思います。

習慣術55★

29 能力の差は考え方の差

30 チャンスの前髪神様をつかめ

31 本当のプラス思考　→失敗から学んで活かすことができる

32 「どっちを見るか」はあなた次第！

33 考え方で過去を変えられる！

34 キラキラ感は情熱から生まれる

35 情熱を保存する方法

36 今の自分よりも背伸びをして、女優を演じることが大事！
→身の丈がそれに合うようになってきます。

37 自分の基準ラインを少しずつ引き上げていく！

38 チャレンジ精神を忘れてはいけない！

39 ピンチがきたら、すぐにチャンスがやってくるサイン！
→ピンチを喜ぶくらいの気持ちで臨もう！

40 出逢いと縁を大事に！

41 理想の人と巡り合う究極の方法は、自分が求める（理想とする）キャラクターになるよう行動する！

42 感謝の気持ちをもって朝を迎える！

43 感謝の気持ちをもって一日を終える！

44 今日は素敵な日！　明日はもっと素敵な日！と考える

45 愛されるよりも、大切なことは“人を愛すること”

46 愛することで大切なのは“ギブ＆ギブ＆ギブン”

47 自分の良さも悪さも丸抱えで好きになる！

48 相手の欠点を可愛いと思えるようになったら、スゴイ！

49 人生を終えるとき、何が残せるのか？

50 思いきって行動してみよう！　好きな人に告白してみよう！

51 中途半端な行動は、疲れる、痛い、結果が出ない

52 自分の人生を絶対あきらめない！

53 必要な人や物は、必要なときに必ず訪れる！

54 あなたに必要ではないものは、この世に存在しない

55 愛と感謝で、思いどおりの人生を歩いていける！

《総まとめ》★キラキラ輝く

1 素晴らしい人生のきっかけを与えてくれた歯科業界！
2 事実は１つ、でもとらえ方は２つ（表と裏）以上
3 発想の転換のヒントは“バードアイ”
4 バードアイで目の前の壁は、壁じゃなくて人生のステップ（階段）だったことに気づく！
5 私たちは愛されて生まれてきた！
6 愛されることで、仕事が楽しく、素晴らしい出逢いに恵まれ、さらに魅力的な女性に磨かれる！
7 愛されることがキラキラ人生の扉を開けるキーである！
8 スペシャルは雑用を極めることから始まる
9 一杯のお茶にも精一杯の心を込めてみる！
10 不満のあるところにニーズがある！
11 クレームのある患者様こそ、熱い方が多い！
12 クレーマーは、医院のファンにつながりやすい！
13 サービスはお金と時間をかけないでできるものから始める！
14 切手には記念切手を！
15 デンタルグッズにはＰＯＰ広告を！
16 すべての仕事は、人とつながっている！
17 単純作業こそ、心を込めて丁寧に！
18 単純作業で仕事の質を高めよう！
19 「すみません」より「ありがとう」
20 短い質問がポイント！
21 愛される基本はなんといっても素直さ！
22 思いやりには想像力を！
23 名刺を持って自分を表現する
24 愛される女性の挨拶
25 名前を呼ぶ習慣
26 本を読む習慣
27 好かれる人よりも必要とされる人に
28 感謝の気持ちを形にする

●最後に

私が、自分の人生を絶対にあきらめず、全身全霊、力の限り生きている理由を少しだけお話しします。

誰にでも大切な人がいると思います。

親、恋人、兄弟、子ども、夫、妻……もしかしたら、この世にはもう存在しない人かもしれません。でもあなたにたくさんのパワーを与え、どんな時も無条件にあなたを受け入れ、愛してくれる存在があるはずです。

人が、前を向いて生きていけるのは、そんな存在に支えられ、守られているからだと思います。

その人を喜ばせてあげたい、安心させたい、守りたい、一緒に感じ分かち合いたい……そう思うから、人は一生懸命、生きていけるのでしょう。

今の私が頑張れるのは、息子の存在が原動力となっています。

3歳の時の息子は、与えられた生を辛く悲しむことしかできない子でした。

「なんで僕を生んだの？」

「生きているのは辛い……」

わずか3歳の息子が、覚えたての日本語を使って私に伝えたのは、こんなメッセージでした。大きな衝撃と旋律が走りました。あまりにも切なくて、悲しくて、私は自分を支えて立つことも間々ならず、泣いてばかりの日々でした。なぜ、私はこんなに愛おしい息子を苦しめてしまっているのだろう……。

辛く苦しいトンネルの中で、私と息子は、たった一つの光を求めてさ迷いはじめました。

暗闇の洞窟では道に迷ってばかり……。

何度も壁にぶつかり、心も体も傷だらけ……。

息子は人との関わり方がわからず、自分が人嫌いだと思い込み、深い悲しみと孤独の中で戦い続けました。本当にどれだけ辛かったことでしょう。

奇跡が起きたのは、4年後です。

一切の集団生活も社会生活も皆無のままで、就学した小学校。

「無理じゃない？」と周囲から囁かれる中で、私と息子は、一つの光を求めて、絶対にあきらめませんでした。

新学期のある日、学校から帰った息子が、

「ママ、友達って、すごくいいものだったんだね」

と涙をいっぱい溜めていったのです。私は全身が総毛立ち、感極まり、息子を抱きしめて号泣しました。

数ヵ月前までは、人が怖くて、人を避けて生きることしかできなかった息子。当然、お友達も一人もいません。彼はいつもいつも一人ぼっちでした。

遊び場は、暗くて冷たくなった深夜か早朝の公園。人を避けるようにひっそりと一人で遊んでいました。子どもたちの笑い声やクリスマスが大嫌いだった、あの頃の物悲しい息子の姿は、今はありません。

小学校で、先生や友達との素晴らしい出逢いの中で、生まれて始めて人の温もりを感じた息子は、嬉しくて嬉しくて、涙をいっぱい流したのです。

今までの凍りついた心を涙で溶かすように、私と息子は二人で抱き合い、ただただ涙を流しました。

この奇跡をもたらしたのは、家族、会社のスタッフたち、素晴らしいお客様方の〝愛〟だったのだと私は思っています。

父親の役割、友達の役割、園の先生の役割、とうてい私一人では演じきれない役回りを、会社のスタッフたちとお客様が担ってくださったのです。私の息子にたくさんの愛情を注ぎ込み、温かな心をたくさん吹き込んでくださったのです。

そこにはビジネスの垣根を越えて、人と人との魂のぶつかり合いがありました。奇跡を起こしたのは、この温かな人の〝愛〟だったのです。

やはり人は愛されて生まれてきたのです。

そして、素晴らしい人に巡り合うために生まれてきたのだと確信するのです。

息子は今、夢をこう力強く語ります。

「僕は大きくなったら小学校の先生になる！」

この息子の夢が、今の私が一生懸命、力の限り生きている理由です。


この本の出版にあたり、このような素晴らしいチャンスを与えてくださった、クインテッセンス出版㈱の村岡廣介編集長と夫、澤泉千加良に心から感謝します。また、執筆活動中、お世話になったクインテッセンス出版㈱の江森かおりさん、ありがとうございました。同性の江森さんの応援が、とても励みになりました。

そして、いつも忘れてはいけないのは、弊社オフィスウエーブのお客様と会社のスタッフたちです。私に勇気と原動力を与えてくれています。素晴らしい出逢いに心から感謝します。


皆様にも、あきらめないでチャレンジし続ける精神が、環境を変え、たくさんの奇跡やチャンス、さらに人生の出逢いを運んでくることを、身を持ってお伝えしたいと思い、私の最後のメッセージとさせていただきました。

本当に最後の最後までお読みいただき、心から感謝申し上げます。

皆様がいつも幸せな笑顔で輝き続けていますよう、心から願っております。
大好きな歯科業界がいつも元気でキラキラしていますように……。

「出逢いに心から感謝します」

㈱オフィスウエーブ代表取締役
キラキラモチベーター
澤泉　仲美子

《参考・参照文献》

『起きていることはすべて正しい』勝間和代（ダイヤモンド社）
『陽転思考』小田全宏（日本コンサルタントグループ）
『「陽転」コミュニケーション』和田裕美（日経ビジネスアソシエ）
『7つの習慣』スティーブン・R・コヴィー（キング・ベアー出版）

澤泉　仲美子（さわいずみ　なみこ）

㈱オフィスウエーブ代表取締役。デンタルアシスタント・スタディーグループ（DASG）、日本歯科プロアシスタントスクール（PAS）校長。共立女子短期大学で学び、歯科助手として勤務。その後、学校法人三幸学園にて、1500名の歯科助手を歯科業界へ送り出す。平成８年、㈱オフィスウエーブを設立。女性力、女性視点を歯科経営に生かし、デンタルスタッフ育成事業を展開中。スタッフの働くモチベーションアップセミナー、患者接遇セミナー、デンタルコーチング術セミナーなどで全国を講演活動中。

〔連絡先〕㈱オフィスウエーブ　〒112-0003　東京都文京区春日1-9-28-402

TEL03-5615-8421　FAX050-3488-6182

オフィスウエーブ　検索

URL：http://www.office-wave.jp　e-mail：ow@office-wave.jp

☆ホスピタリティセミナーのDVDと大人気の小冊子のプレゼントは、上記ＨＰアドレスの「読者プレゼント」から、お申し込みください。プレゼント番号【1717】

QUINTESSENCE PUBLISHING
日本

〔歯科医院経営実践マニュアル〕

患者さんに好かれるスタッフ習慣術55

2009年１月10日　第１版第１刷発行
2018年10月25日　第１版第４刷発行

著　　者　澤泉《さわいずみ》仲《な》美《み》子《こ》

発 行 人　北峯康充

発 行 所　クインテッセンス出版株式会社
東京都文京区本郷３丁目２番６号　〒113-0033
クイントハウスビル　電話(03)5842-2270(代表)
(03)5842-2272(営業部)
web page address　http://www.quint-j.co.jp/

印刷・製本　サン美術印刷株式会社

ISBN978-4-7812-0055-2　C3047

歯科医院経営実践マニュアル

院長、スタッフでもう一度見直してみませんか？

患者さんの心と信頼をつかむ

コトバづかいと話し方

第1弾

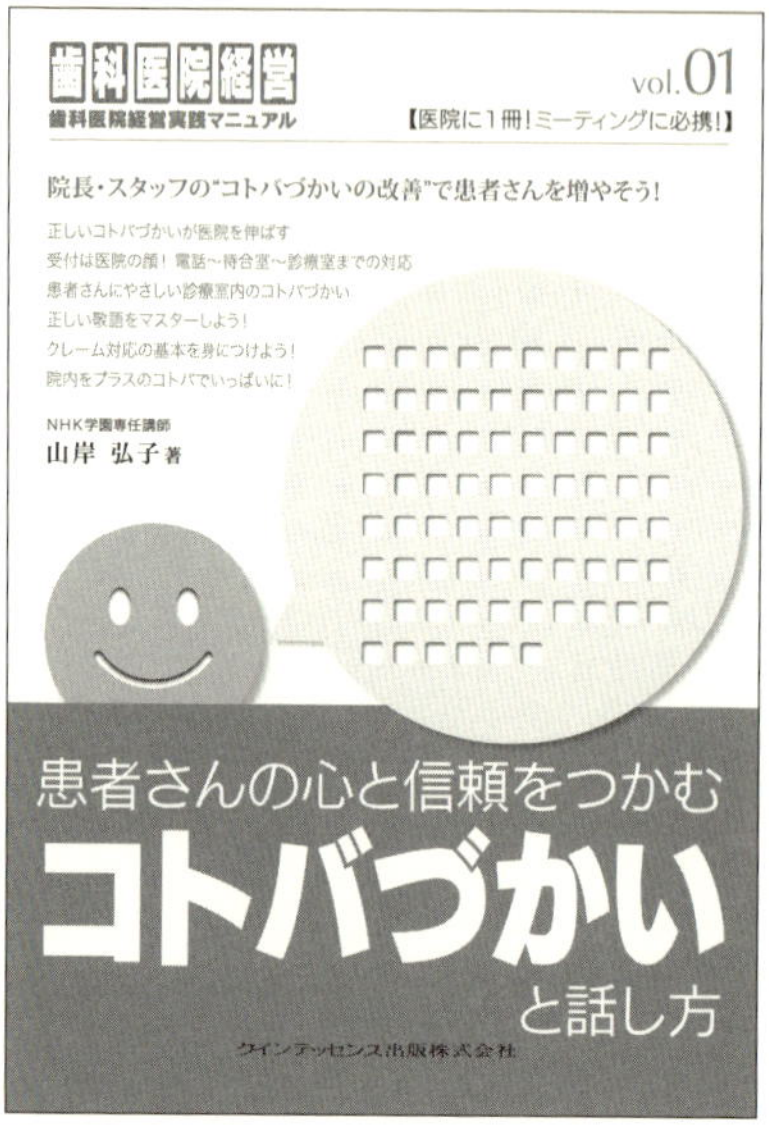

★ もくじ ★

山岸弘子（NHK学園専任講師）

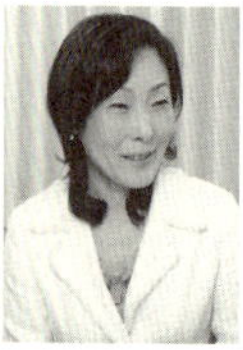

NHK学園専任講師として「美しい日本語」「話し上手は敬語から」講座を担当。（有）フィナンシャルプラスで「患者さん対応ブラッシュアップ倶楽部」を主宰。教員研修・歯科医院研修・高校生研修など、各方面で話し方・敬語指導を行っている。主な著書に『敬語のケイコ（CD付）』（日本実業出版社）『美しい日本語の書き方・話し方』（成美堂出版）がある。『歯科医院経営』に2003年より連載中。

歯科医院経営実践マニュアルの特長

★"1つの仕事に1冊の本"――医院の個々の仕事が完璧にマスター！
★実践的な内容を中心に展開し"理論より実践"を心がけた内容！
★豊富な図表・シート・イラストで、使いやすい！
★歯科医院のヒト・カネのトラブルを防止できる！
★院内ミーティングのテキストに最高！

●サイズ：A5判　●184ページ　●定価　本体2,000円（税別）

クインテッセンス出版株式会社
〒113-0033　東京都文京区本郷3丁目2番6号　クイントハウスビル
TEL. 03-5842-2272（営業）　FAX. 03-5800-7592　http://www.quint-j.co.jp/　e-mail mb@quint-j.co.jp

歯科医院経営実践マニュアル

小さい組織を活性化する5つの基準創造行動が……

第11弾

院長もスタッフも生き活き！
小さい組織で大きな成果を生み出す実践ステップ

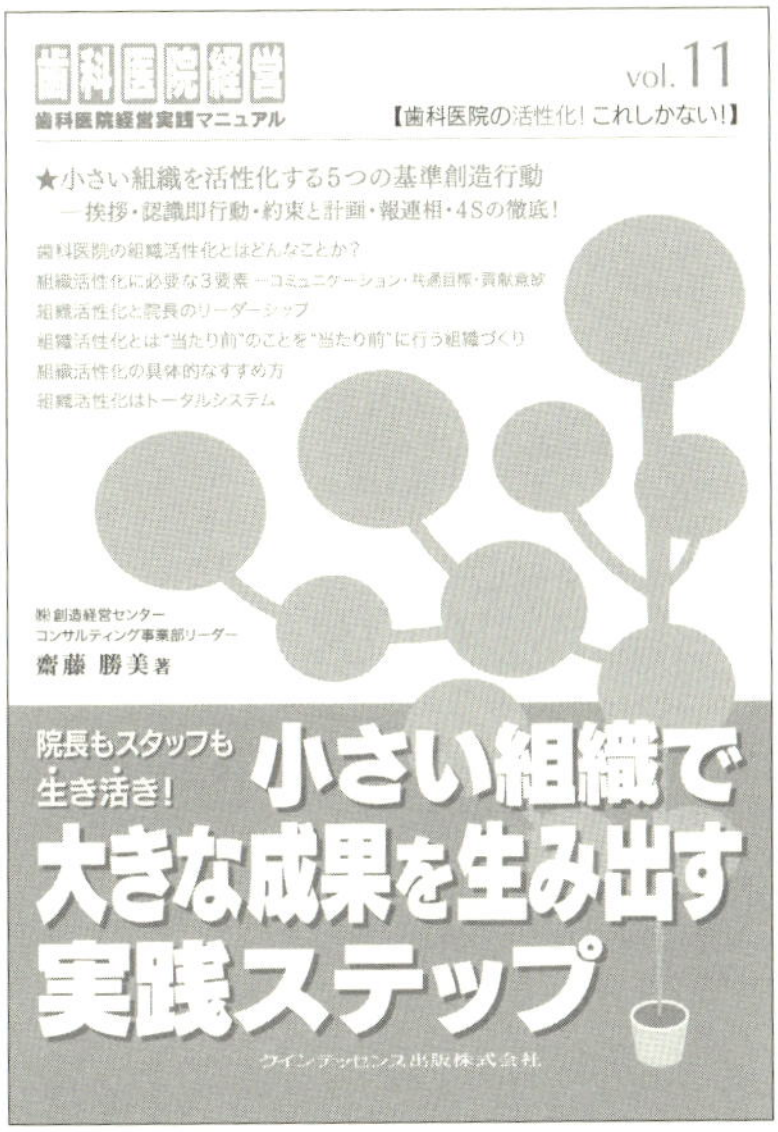

もくじ

齋藤勝美（株）創造経営センター コンサルティング事業部リーダー

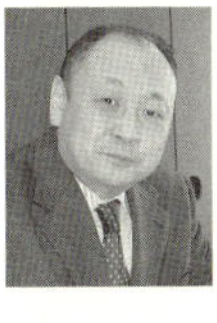

日本大学商学部卒業。専門商社から大手会計事務所を経て、株式会社創造経営センターに入社。創造経営コンサルタント・認定登録医業経営コンサルタント。コンサルティング事業部リーダーとして、医療機関（歯科・医科、病院・診療所、薬局、福祉施設）はじめ、卸売業・物流業・製造業などの中小・中堅企業の経営診断・経営指導・新規創業支援に携わる。経営計画策定・人材育成から財務分析・財務管理まで幅広く指導できるゼネラルコンサルタントとして活躍中。共著書に『病院経営ハンドブック』（日本創造経営協会編／同友館1997年）がある。

●サイズ：A5判　●160ページ　●定価　本体2,000円（税別）

クインテッセンス出版株式会社
〒113-0033　東京都文京区本郷3丁目2番6号　クイントハウスビル
TEL. 03-5842-2272（営業）　FAX. 03-5800-7592　http://www.quint-j.co.jp/　e-mail mb@quint-j.co.jp

歯科医院経営実践マニュアル

第19弾

★他人がやり続けないことを徹底してやると成功につながる！

開業医として成功するには“成功する常識”がある

～当たり前のことを当たり前にやり続ける人が成功する～

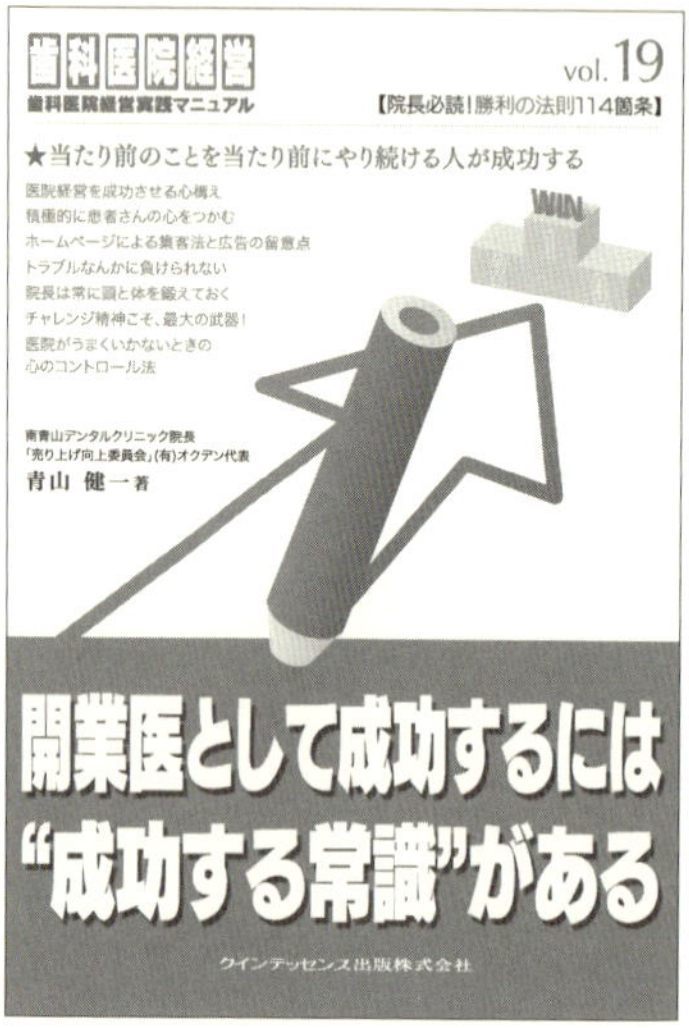

青山健一　南青山デンタルクリニック院長
「売り上げ向上委員会」（有）オクデン代表

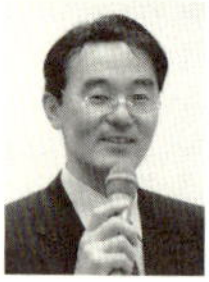

広島大学歯学部を卒業。1992年、東京都港区南青山で歯科医院を開業。法人化・分院設立を経て、自分自身の低迷期から脱出したノウハウをベースに、売上げが低迷している歯科医院をサポートするために、2005年「売り上げ向上委員会」（有）オクデンを設立し代表を務める。診療のかたわら、セミナー・出版・コンサルティングなど多面的な活躍をしている。現役の院長であり、一般の経営コンサルタントとは一味違った、自らの経験にもとづいた実践的なノウハウの提供には説得力があり、多くのファンを得ている。
主な著書に『誰も思いつかなかった歯科医院経営の秘訣』（クインテッセンス出版）など多数ある。

◆主な内容◆

●サイズ：A5判　●168ページ　●定価　本体2,000円（税別）

クインテッセンス出版株式会社
〒113-0033　東京都文京区本郷3丁目2番6号　クイントハウスビル
TEL. 03-5842-2272（営業）　FAX. 03-5800-7592　http://www.quint-j.co.jp/　e-mail mb@quint-j.co.jp